HANDBUCH der AKUPUNKTUR-PUNKTE

HANDBUCH der AKUPUNKTUR-PUNKTE

Ein Leitfaden für Patienten zu den Positionen
und Funktionen von über
400
Akupunktur-Punkten

Deborah Bleecker, LAc, MSOM

Haftungsausschluss

Dieses Buch enthält die Meinungen und Ideen des Autors. Es ist beabsichtigt, hilfreiches und informatives Material zu den behandelten Themen zur Verfügung zu stellen. Es wird unter der Voraussetzung verkauft, dass die Autorin und der Herausgeber keine medizinischen, gesundheitlichen, psychologischen oder sonstigen Ratschläge oder Dienstleistungen in dem Buch erteilen. Wenn der Leser persönliche, medizinische, gesundheitliche oder sonstige Hilfe oder Beratung benötigt, sollte ein kompetenter Fachmann zu Rate gezogen werden.

Die Autorin und der Herausgeber lehnen jede Verantwortung für jegliche Haftung ab für Verluste oder Risiken, ob persönlich oder anderweitig, die sich direkt oder indirekt aus dem Gebrauch und der Anwendung der Inhalte dieses Buches ergeben.

Draycott Publishing, LLC

ISBN 978-1-940146-93-5

Aus dem Englischen übersetzt von Verónica Albrecht-Borth.

Inhalt

Die Gesundheit ist wahrer Reichtum und nicht Gold- und Silberstücke.

Mahatma Gandhi

Einleitung

Dieses Buch ist für Menschen geschrieben, die sich dafür interessieren, wie Akupunktur funktioniert. Um die Akupunktur zu verstehen, müssen Sie wissen, wie jeder Punkt funktioniert. Jeder Akupunkturpunkt hat viele Funktionen. Sie alle regulieren den Körper und stellen die normale Funktion wieder her.

Obwohl ich Informationen über die Theorie der chinesischen Medizin aufgenommen habe, ist es nicht notwendig, dass Sie die chinesische Medizin verstehen, um von diesem Buch zu profitieren. Jeder Punkt wird sowohl in der Theorie der chinesischen Medizin als auch in der Theorie der westlichen Medizin vollständig erklärt.

Es gibt über 400 Akupunkturpunkte in diesem Buch. Mit 800 hätte ich ebenso leicht ein Buch füllen können. Es gibt so viele Arten der Akupunktur und so viele Möglichkeiten, die Akupunkturpunkte zu verwenden, dass das Thema endlos ist.

Meridian-Bilder

Die Meridian-Bilder, die am Anfang jedes Meridianabschnitts stehen, enthalten die Punkt-Nummern. Aufgrund der Anzahl der Punkte in einigen Bereichen ist es nicht immer möglich, alle Punkte auf diesen Meridian-Bildern zu nummerieren. Genauere Standorte finden Sie bei den einzelnen Punkten. Ich habe auch Bilder beigefügt, die zeigen, wie man einige der am häufigsten verwendeten Punkte lokalisieren kann.

Akupressur

Wenn Sie sich selbst mit Akupressur behandeln möchten, habe ich eine Erklärung beigefügt, wie Sie sich selbst effektiv behandeln können. Bitte beachten Sie, dass es online Fehlinformationen gibt. Fragen Sie immer nach der Legitimation der Person, die Sie berät. Das Problem ist nicht, dass Sie durch einen nicht korrekten Ratschlag Schaden nehmen würden, sondern dass Sie zu dem Schluss kommen würden, dass Akupressur nicht funktioniert.

Besuchen Sie einen lizenzierten Akupunkteur, einen LAk

Wenn Sie sich akupunktieren lassen möchten, suchen Sie am besten einen lizenzierten Akupunkteur. Um vom Staat lizenziert zu werden, muss ein Akupunkteur eine Akupunkturschule absolviert haben mit einem Graduiertenabschluss. Ein lizenzierter Akupunkteur hat einen Abschluss in Orientalischer Medizin.

Mein Abschluss ist ein Master of Science in Orientalischer Medizin, oder MSOM. Andere Akupunkteure haben vielleicht verschiedene Arten von Abschlüssen, aber das Ziel ist es, jemanden zu finden, der drei oder vier Jahre lang chinesische Medizin an der Schule studiert hat. Dadurch wird sichergestellt, dass Sie die bestmögliche Versorgung erhalten. Die orientalische Medizin umfasst alle Aspekte der chinesischen Medizin, wie z.B. chinesische Kräutermedizin, Akupunktur, Gua Sha, Schröpfen, Moxibustion und Tui Na, die chinesische therapeutische Massage.

Punkt-Funktionen

Ich habe die am häufigsten verwendeten Punkt-Funktionen und die mit jedem Punkt verbundenen Symptome ausgewählt. Ich habe Informationen aus verschiedenen Quellen zusammengestellt. Wenn es für die chinesische Medizin wichtig ist, zu wissen, wie die Punkt-Funktionen funktionieren, habe ich die Informationen hinzugefügt. In den meisten Fällen werden die Funktionen mit den Begriffen der modernen Medizin erklärt.

Punkteliste der wichtigsten Akupunktur-Punkte

Die am häufigsten verwendeten Akupunktur-Punkte sind in der Regel diejenigen mit den meisten Indikationen oder Funktionen. Ich habe angegeben, welche Punkte am häufigsten verwendet werden, indem ich die Indikationsliste zu einer Punkteliste zusammengefasst habe.

Die Hauptpunkte haben oft viele Funktionen und sind viel stärker als andere Punkte auf dem Meridian. Es gibt einige Punkte, die selten verwendet werden. Sie können zur Behandlung von Schmerzen verwendet werden, indem man sie mit anderen Punkten auf dem Meridian kombiniert, aber sie werden seltener zur Behandlung innerer Beschwerden eingesetzt.

Unfassbare Akupunktur

Vielleicht fällt es Ihnen schwer zu glauben, dass die Punkte das tun, wofür sie aufgelistet sind. Sie sind nicht allein. Es ist immer wieder überraschend, und selbst nach 20 Jahren des Studiums der Akupunktur lerne ich immer wieder neue Punkte und neue Wege, die Punkte, die ich seit 20 Jahren kenne, zu nutzen.

Die chinesische Medizin ist eine sehr reichhaltige Medizin. Nach über 2.000 Jahren der Anwendung wächst sie weiter. Obwohl die moderne Forschung noch nicht in der Lage ist, die Wirkungsweise der Akupunktur zu erklären, hat sich gezeigt, dass sie in China seit Tausenden von Jahren als die primäre Form der Medizin funktioniert. Sie ist in der Lage, Dinge zu heilen, die die moderne Medizin nicht heilen kann, weil sie dem Körper hilft, sich selbst zu heilen. Die Akupunktur stellt die gesunde Funktion des Körpers wieder her. Sie hilft Ihrem Körper, sich selbst zu heilen. Wenn Sie jemals gesund waren, weiß Ihr Körper, wie er sich selbst heilen kann. Er braucht nur einen Stimulus, der ihn zur Heilung anregt.

Position des Punktes

Die meisten Akupunktur-Punkte befinden sich auf beiden Seiten des Körpers. Sie können beide Seiten behandeln. Einige Punkte befinden sich in der Körpermitte, wie z.B. der Ren-Meridian oder der Du-Meridian, und es gibt spezielle Punkte, die nur auf einer Seite behandelt werden.

Akupunktur während der Schwangerschaft

Es gibt Punkte, die während der Schwangerschaft nicht angewendet werden dürfen. Sie werden feststellen, dass verschiedene Quellen unterschiedliche Punkte zitieren. Die am häufigsten genannten Punkte, die während der Schwangerschaft vermieden werden sollten, sind Milz 6, Dickdarm 4, Ren 4, Blase 31, 32, 33, 34, Gallenblase 21 und Blase 60.

Diese Punkte sind während der Schwangerschaft kontraindiziert, d.h. sie sollten während der Schwangerschaft vermieden werden.

Obwohl eine Akupunktur während der Schwangerschaft der Mutter zu einem sehr ruhigen Baby verhilft, werden diese Punkte in der Regel vermieden, es sei denn, die Mutter ist bereit zur Geburt. Neben der Anwendung von Akupressur auf Perikard 6 zur Behandlung von Übelkeit während der Schwangerschaft wird der Punkt Blase 67 verwendet, um das Baby zu drehen, wenn es sich in Steißlage befindet.

Obwohl einige Punkte während der Schwangerschaft nicht verwendet werden sollten, ist es sehr unwahrscheinlich, dass es zu einem Problem kommen würde. Tatsächlich spezialisieren sich einige Akupunkteure auf die Behandlung von Frauen während der Schwangerschaft, um Probleme im Zusammenhang mit der Schwangerschaft zu lindern oder um Stress abzubauen und das Energieniveau zu verbessern. Ich empfehle keine Akupressur für schwangere Frauen, ohne professionelle Beratung durch einen Akupunkteur. Bitte wenden Sie sich dazu an einen lizenzierten Akupunkteur.

Benennung der Meridiane

Jeder Meridian hat einen Namen. Einige der Meridiane werden üblicherweise mit ihrem deutschen Namen bezeichnet, andere wiederum mit ihrem chinesischen Namen, wie z.B. der Meridian Ren. Der Ren-Meridian wird auch das Konzeptionsgefäß genannt. Der Meridian Du wird auch als Lenkergefäß bezeichnet. Die Meridian-Namen sagen Ihnen, mit welchen Organen sie sich verbinden, aber das bedeutet nicht, dass das alles ist, was sie tun. Jeder Meridian ist mit anderen Meridianen verbunden. Es ist praktisch unmöglich, eine isolierte Erkrankung zu behandeln. Jeder Punkt hat so viele Funktionen, und die Meridiane sind miteinander verbunden.

Sie werden mehrere verschiedene Namen für einen Meridian sehen. Andere Namen sind Kanal und Gefäß. Ein Meridian ist eine Bahn im Körper. Wenn Sie einen Akupunktur-Punkt stimulieren, bewirkt dies eine bessere Durchblutung des behandelten Meridians sowie der mit ihm verbundenen Organe und der mit ihm verbundenen Meridiane.

Hinweise für Akupunkteure

Dieses Buch ist nicht als Studienführer für Akupunkteure gedacht. Es enthält nicht die chinesische Bezeichnung für die Punkte, die Einstichtiefe der Nadel oder den Einstichwinkel. Die Punkte sind nur nach Nummern aufgelistet, mit Ausnahme der Punkte, die keine allgemein gebräuchliche Nummer haben, wie z.B. die Extrapunkte. Die Meridiane sind in alphabetischer Reihenfolge aufgeführt, um die Punkte leichter zu finden.

Die Kunst des Heilens kommt von der Natur, nicht vom Arzt. Daher muss der Arzt von der Natur aus beginnen, einen offenen Geist haben.

Paracelsus

Kapitel 1

Wie Akupunktur funktioniert

Es ist nicht notwendig, dass Sie verstehen, wie Akupunktur funktioniert, um sich selbst mit Akupressur zu behandeln, oder dass Sie lernen, was jeder einzelne Punkt bewirkt, aber das Schöne an der chinesischen Medizin ist, dass sie ihr eigenes System der Diagnose und Behandlung hat. Es ist zum Beispiel nicht notwendig, genau zu wissen, welche Art von Verdauungsproblemen Sie haben, welche Punkte, die Ihre Verdauung regulieren, behandelt werden können und wie Ihr Körper sich selbst heilt.

Wie Akupunktur Schmerzen behandelt

Schmerz ist ein großes Thema. Es gibt so viele Möglichkeiten, wie Akupunktur zur Schmerzlinderung eingesetzt werden kann. Das Wichtigste ist, sich daran zu erinnern, dass alle Arten der Akupunktur *die normale Durchblutung des schmerzenden Bereichs wiederherstellen*. Schmerzen werden durch einen Mangel an gesunder Durchblutung verursacht. Nachdem sich die Durchblutung verbessert hat, kann sich der Körper selbst heilen.

Es gibt viele Methoden zur Schmerzbehandlung. Es gibt Dutzende von Möglichkeiten, jede Art von Schmerz zu behandeln. Akupunktur hilft auch, Narbengewebe abzubauen und verspannte Muskeln zu entspannen. Nervenschmerzen werden gelindert, wenn die Akupunktur die gesunde Durchblutung in dem betroffenen Bereich wiederherstellt.

Wenn Sie sich zur Schmerzbehandlung akupunktieren lassen, können in den meisten Fällen gleichzeitig auch andere Gesundheitsprobleme behandelt werden. Es handelt sich um eine wirklich ganzheitliche Behandlung. Der ganze Körper wird behandelt. Akupunktur behandelt keine Symptome, es behandelt die zugrunde liegende Ursache der Krankheit und hilft dem Körper, diese vollständig zu lösen.

Lokal oder Distal?

Lokale Punkte befinden sich in der Nähe des Schmerzortes. *Distale* Punkte befinden sich weiter entfernt. Rückenschmerzen können durch die Auswahl von etwa 100 Akupunktur-Punkten behandelt werden. Es gibt Punkte an Hand, Arm, Bein, Ohr und anderen Stellen, die Rückenschmerzen lindern. Welche Punkte am wirksamsten sind, hängt von der Art des Schmerzes ab, den Sie haben. Es gibt mehrere Punkte an der Hand, die sehr stark sind, um Rückenschmerzen zu lindern. Der Stil Ihres Akupunkteurs bestimmt auch, welche Punkte ausgewählt werden.

Um Schmerzen zu behandeln, bestimmt der Akupunkteur, welcher Meridian betroffen ist. Wenn Punkte auf dem betroffenen Meridian stimuliert werden, wird die normale Durchblutung wiederhergestellt. Außerdem behandeln wir nicht nur den betroffenen Meridian, sondern auch Punkte auf den stärkeren Meridianen in diesem Gebiet. Bei der distalen Akupunktur werden Punkte behandelt, die den betroffenen Meridian ausgleichen. Es gibt Hunderte von Möglichkeiten, Schmerzen mit Akupunktur zu behandeln. Eine Grundbehandlung von Armschmerzen könnte zum Beispiel Dickdarm 4, 11 und 15 umfassen. Diese Punkte stellen deutlich die gesunde Durchblutung im Arm wieder her.

Wie Akupunktur Emotionen behandelt

In der chinesischen Medizin können körperliche Unausgewogenheiten zu emotionalen Unausgewogenheiten führen. Es gibt keine Trennung von Geist und Körper. Der Geist beeinflusst den Körper und umgekehrt. Die Behandlung des Körpers mit Akupunktur und chinesischen Kräutern ist sehr vorteilhaft für die emotionale Gesundheit. Man kann nicht emotional gesund sein, wenn man körperlich nicht gesund ist.

Emotionen wie Ängste oder Stress sind mit bestimmten Organ-Ungleichgewichten korreliert. Stress zum Beispiel hängt mit Ihrer Leber zusammen. Angstgefühle hängen gewöhnlich mit Ihrem Herzen zusammen. Stress kann über den Leber-Meridian behandelt werden. Leber 2 und 3 sind die am häufigsten verwendeten Punkte für die Leber, obwohl auch Milz 6 die Leber reguliert. Angstzustände und Schlaflosigkeit können durch Regulierung und Beruhigung des Herzens behandelt werden.

Punkte wie Perikardium 6 und Herz 7 werden häufig bei Angstzuständen und Schlaflosigkeit eingesetzt. Oft gibt es noch andere Ungleichgewichte, die behandelt werden müssen. Tatsächlich sind bei den meisten Menschen mehrere Organsysteme aus dem Gleichgewicht geraten.

Diagnostik in der Chinesischen Medizin

Zu einer Diagnostik in der chinesischen Medizin gehört das Stellen zahlreicher Fragen. Diese Fragen sagen uns, wie Ihr Körper funktioniert. Es kann sein, dass die Fragen nicht im Zusammenhang mit Ihrer Erkrankung stehen, aber sie gehören zur chinesischen Medizin. Wir werden uns Ihre Zunge ansehen, um die allgemeine Farbe und Beschichtung sowie die Form zu erkennen. Wir messen Ihren Puls, was uns mehr Informationen über Ihre Gesundheit gibt.

In der chinesischen Medizin gibt es Dutzende von so genannten *Organmustern*. Sie können eines haben oder Sie können viele davon haben. Nachdem eine Diagnose gestellt wurde, wirkt die Akupunktur, um die zugrunde liegenden Ungleichgewichte zu behandeln. Symptome, die scheinbar nichts mit Ihrem Gesundheitsproblem zu tun haben, können für die Diagnosestellung in der chinesischen Medizin sehr wichtig sein. Die Symptome verschwinden, wenn das zugrunde liegende Ungleichgewicht gelöst ist.

Yin und Yang

Vielleicht haben Sie von Yin und Yang gehört und sich gefragt, was sie sind. Die Theorie, die ihnen zugrunde liegt, ist ziemlich umfangreich, aber ich möchte, dass Sie eine grundlegende Vorstellung davon haben, was sie sind, denn bestimmte Akupunktur-Punkte behandeln das Yin, und einige behandeln das Yang.

Stellen Sie sich das Yang als heiß, trocken und als Energie vor. Es hat mit dem Antrieb zu tun, und Testosteron kann damit in Verbindung gebracht werden. Wenn wir älter werden, verschlechtern sich unsere Nieren. Das führt zu einem Rückgang der Hormone. Yin ist das kühle und feuchte. Yin korreliert mit Östrogen. Wir alle haben Yin und Yang. Männer haben mehr Yang als Frauen. Kinder haben das meiste Yang. Sie sind Energiebündel. Das ist eine sehr einfache Erklärung, aber ich möchte, dass die Dinge einfach zu verstehen sind.

Yin und Yang müssen in ausreichendem Maße vorhanden sein, damit der Körper gesund ist. Es gibt viele pflanzliche Tonika, die in der chinesischen Medizin verwendet werden, um das Yin und Yang der Nieren zu stärken und die Gesundheit im Alter zu verbessern.

Obwohl es Dutzende von Organmustern gibt, möchte ich die häufigsten erklären. Die Organmuster in diesem Abschnitt sind die in der Behandlung am häufigsten vorkommenden. Wenn Sie verstehen, wie die Organe in der chinesischen Medizin funktionieren, macht es mehr Sinn, wie die Akupunktur so viele Arten von Krankheiten behandeln kann.

Bitte denken Sie daran, dass nur *ein* Symptom notwendig ist, um anzuzeigen, dass das Organmuster für ein Gesundheitsproblem relevant ist. In vielen Fällen ist das alles, was jemand haben wird, ein Symptom.

Nieren-Organmuster
Die häufigsten Ungleichgewichte in den Nieren sind ein Yin- oder Yang-Mangel. Die Nieren sind sehr wichtig, und die Behandlung der Nieren wird Probleme lösen, die mit dem Altern verbunden sind. Es gibt auch chinesische Anti-Aging-Tonikumkräuter, die das Energieniveau verbessern und Störungen im Zusammenhang mit den Nieren behandeln.

Yang-Mangel der Niere
Zu den häufigen Symptomen eines Yang-Mangels der Niere gehören Schmerzen im unteren Rückenbereich, schwache oder schmerzende Knie, schwache Beine, Kältegefühl, wenn andere sich wohlfühlen,

Impotenz, vorzeitige Ejakulation, Müdigkeit, häufiges oder übermäßiges Wasserlassen, Apathie, Schwellungen in den Beinen und Fruchtbarkeitsprobleme. Ein Yang-Mangel der Niere kann oft mit einem Testosteronmangel korreliert werden. In der Theorie der chinesischen Medizin wird das Altern mit einem Rückgang der Nierenenergie in Verbindung gebracht. Beschwerden wie Inkontinenz können oft mit Akupunktur und chinesischen Kräutern behandelt werden.

Yin-Mangel der Niere

Häufige Symptome eines Yin-Mangels der Niere sind Schwindel, Tinnitus, schlechtes Gedächtnis, Hörprobleme oder Taubheit, nächtliche Mundtrockenheit, Durst, Schmerzen im unteren Rücken, Knochenschmerzen, Schlaflosigkeit und nächtliches Schwitzen. Ein Yin-Mangel der Niere kann oft mit einem Östrogenmangel korreliert werden.

Zur Behandlung von Ungleichgewichten in der Niere können Niere 3, 6 oder 7 verwendet werden. Ich kombiniere gerne alle drei Punkte. Chinesische Kräuter sind oft ein wichtiger Teil bei der Wiederherstellung eines Nierenungleichgewichts. Cordyceps ist ein Beispiel für ein nierenstärkendes Kraut.

Milz- und Magen-Organmuster

In der Theorie der chinesischen Medizin hat die Milz eine völlig andere Funktion als in der westlichen Medizin. Die Milz in der chinesischen Medizin wird mit Verdauung und Energieproduktion in Verbindung gebracht. Das häufigste Ungleichgewicht ist der Milz-Qi-Mangel.

Qi-Mangel der Milz

Eine schwache Milz kann Appetitlosigkeit, Bauchblähungen nach dem Essen, Müdigkeit, blasse Hautfarbe, schwache Arme und Beine und weichen Stuhl verursachen. Eine Milzschwäche kann auch dazu führen, dass überschüssige Flüssigkeit im Körper zurückgehalten wird. Magen 36 ist der stärkste Punkt, um die Verdauung zu stärken und zu regulieren sowie das Energieniveau zu verbessern. Eine schwache Verdauung erschwert es, völlig gesund zu sein, da man mit der Nahrung nicht ausreichend ernährt wird.

Magen-Feuer

Zu den Symptomen von Magen-Feuer gehören ein brennender Schmerz im Magenbereich, Durst nach kalten Getränken, ständiger Hunger, Zahnfleischbluten, Säure-Reflux, Verstopfung, Erbrechen nach dem Essen und Mundgeruch. Dieses Muster ist nicht häufig, aber es ähnelt der Gastritis, einer Magenentzündung.

Herz-Organmuster

Das Herz ist durch sämtliche Emotionen betroffen. Ein Ungleichgewicht des Herzens verursacht häufig Angstzustände und Schlaflosigkeit. Der Herz-Meridian wird häufig zur Behandlung von Herzungleichgewichten verwendet. Die Herz-Meridiane 5, 6 und 7 werden oft mit Nierenpunkten kombiniert, um das grundlegende Ungleichgewicht zu behandeln. Magen 36 kann zur Verbesserung der Energieniveaus verwendet werden, die sich auf das Herz auswirken.

Qi-Mangel des Herzens

Wenn die Energie des Herzens gering ist, kann dies zu Herzklopfen, Kurzatmigkeit bei Anstrengung, ungewöhnlichem Schwitzen, blassem Gesicht und Müdigkeit führen. Herzklopfen ist, wenn Sie Ihr Herz schlagen fühlen.

Herzblut-Mangel

Ein Mangel an Herzblut kann Herzklopfen, Schwindel, Schlaflosigkeit, Gedächtnisstörungen, Angstzustände, leichtes Erschrecken, als auch ein blasses Gesicht und blasse Lippen verursachen.

Yin-Mangel des Herzens

Ein Yin-Mangel des Herzens kann Herzklopfen, Schlaflosigkeit, leichtes Erschrecken, Gedächtnisstörungen, Ängstlichkeit, emotionale Unruhe, Gesichtsröte, Hitzegefühl am Abend, nächtliche Schweißausbrüche, trockenen Mund und Hals und Hitze der fünf Ballen verursachen, das heißt, wenn sich die Handflächen und Füße heiß anfühlen. Dieses Muster ist in der Menopause häufig anzutreffen.

Herz-Feuer

Herz-Feuer verursacht Herzklopfen, Durst, Zungengeschwüre, ein Gefühl der Erregung oder Unruhe, Hitzegefühl, Schlaflosigkeit, Gesichtsrötung und einen bitteren Geschmack im Mund.

Lungen-Organmuster

Die Lunge kann mit Akupunktur behandelt werden, um Erkältungen und Grippe zu beheben als auch Asthma, Bronchitis und alle mit der Lunge verbundenen Beschwerden zu behandeln. Starke Lungen sorgen für ein gesundes Energieniveau.

Qi-Mangel der Lunge

Ein Qi-Mangel der Lunge bedeutet, dass die Lungenfunktion geschwächt ist, was zu Kurzatmigkeit, Husten, einer schwachen Stimme und einer Abneigung gegen das Sprechen führen kann. Dies kann auch eine Nebenwirkung einer Erkältung oder Grippe sein. Der Husten während einer Erkältung schwächt die Lunge, was einen chronisch schwachen Husten verursachen kann. Manche Menschen erholen sich nie vollständig von einer Erkältung, Grippe oder Bronchitis. Die Lungen bleiben schwach. Kräuter wie Cordyceps stärken die Lungenenergie, um die Wiederherstellung einer gesunden Lungenfunktion zu unterstützen.

Schleim-Hitze, die die Lunge blockiert

Überschüssiger Lungenschleim kann zu einem quälenden und tiefgehenden Husten führen, der wie das Bellen eines Hundes klingt, sowie zu üppigem gelben Schleim, Atemnot, Asthma und einem stumpfen Gefühl in der Brust. Dies korreliert in einigen Fällen mit Bronchitis. Die Art des Hustens verrät Ihnen, was die Ursache dafür ist. Ein leichter Husten kommt von einer schwachen Lunge, ein tiefer und bellender Husten liegt vor, wenn zu viel Schleim und Entzündungen in der Lunge vorhanden sind.

Keuchen ist ein häufiges Symptom von Schleim-Hitze in der Lunge. Die Lunge kann durch Kräuter wie Reishi-Pilz und Cordyceps gestärkt werden. Der rote Reishi-Pilz ist auch ein Langlebigkeitstonikum.

Nehmen Sie Keuchen immer ernst, es kann auf eine bakterielle Infektion in der Lunge hinweisen, die dringend behandelt werden sollte.

Nachdem Sie Ihren Arzt wegen des Keuchens aufgesucht haben, kann Ihr Akupunkteur Ihnen helfen. Es gibt Kräuterrezepturen, die helfen, den Schleim zu lösen, die Lunge zu stärken und das Keuchen zu stoppen. Magen 40 wird als *Schleimpunkt* bezeichnet und hilft, den Schleim aufzulösen, und Lunge 5 bekämpft die Hitze oder Entzündung in der Lunge.

Kräuter wie Andrographis werden in der chinesischen Medizin zur Behandlung bakterieller Infektionen verwendet. Es gibt eine berühmte Kräuterformel namens *Chuan Xin Lian,* die bei Infektionen sehr wirksam ist. Chinesische Kräuter müssen sehr oft eingenommen werden, manchmal alle zwei bis drei Stunden, aber nach meiner Erfahrung können Infektionen in wenigen Tagen behoben werden. Ich denke, dass mit der Zeit chinesische Kräuter beliebter werden, da Antibiotika überstrapaziert wurden und es mittlerweile viele arzneimittelresistenter Bakterien-Stämme gibt. Die Kräuter haben ein breites Spektrum und in der Regel keine Nebenwirkungen. Ich überweise Patienten immer an einen Arzt, um Infektionen zu behandeln. Infektionen können lebensbedrohlich sein.

Leber-Organmuster

In der Theorie der chinesischen Medizin unterscheidet sich die Leber sehr von der Theorie der modernen Medizin. Die Leber ist stark von Stress betroffen. Regelmäßiger Stress stagniert die Leberenergie, was viele Beschwerden verursacht. Die meisten Menschen haben einen gewissen Grad an Leberstagnation. Leber 2 behandelt das Leber-Feuer, Leber 3 behandelt die meisten anderen Lebermuster. Akupunktur und chinesische Kräutermedizin sind sehr wirksam, um Stress abzubauen. Sie helfen, die Ansammlung von lebenslangem Stress abzubauen. Migränekopfschmerzen werden oft durch Ungleichgewichte in der Leber verursacht.

Stagnation des Leber-Qi

Eine Stagnation des Leber-Qi verursacht ein Gefühl von Reizung oder Stress, Seufzen, Schluckauf, Depression, Übelkeit, Erbrechen, Sodbrennen, Aufstoßen, Schluckbeschwerden, unregelmäßige Periode, schmerzhafte Periode, Brustspannen und Knoten in der Brust oder unter den Armen.

Eines der interessanteren Symptome der Stagnation des Leber-Qi ist das Seufzen. Sie werden manchmal feststellen, dass jemand sehr viel seufzt. Das ist die Leber, die versucht, die Stagnation zu lösen.

Eine chinesische Kräuterformel namens *Xiao Yao San*, oder *Free and Easy Wanderer*, ist sehr beliebt, um Stress zu behandeln. Diese Formel ist rezeptfrei erhältlich, und sie ist eine der ausgewogensten Kräuterrezepturen, was bedeutet, dass die meisten Menschen sie einnehmen können. Wenn jeder diese Formel einnehmen würde, gäbe es viel weniger Stress und Depressionen auf der Welt. Stress wirkt sich auf Ihre Leber aus, die aus dem Gleichgewicht gerät und zu Depressionen führen kann. Er ist auch eine häufige Ursache für Unfruchtbarkeit.

Leber-Feuer

Das Leber-Feuer verursacht schwere Reizbarkeit, plötzliche Wutausbrüche, Tinnitus, Kopfschmerzen an der Kopfseite, Schwindel, Durst, bitteren Geschmack und ein plötzliches Erröten, wenn man wütend ist. Das Leber-Feuer verursacht auch Schweißausbrüche im Gesicht. Wenn man unter Stress steht, flackert die Hitze bis zum Gesicht hinauf, wodurch es sich heiß anfühlt. Leber 2 ist der beste Punkt bei Leber-Feuer.

Leber-Blutmangel

Zu den Leberblutmangel-Symptomen gehören verschwommenes Sehen, Schwindelgefühl, Schlaflosigkeit, fehlende Menstruation, Muskelkrämpfe, brüchige Nägel und Muskelschwäche.

In der chinesischen Medizin ist es ein Blutmangel, der Augenschwimmen verursacht. Wenn Sie Schwebeteilchen im Auge haben, können Sie schwarze Flecken vor Ihren Augen sehen, wenn Sie auf eine weiße Wand blicken. Viele Menschen haben diese und wissen es nicht. Sie glauben mir auch selten, wenn ich ihnen sage, dass man das beheben kann. Es dauert etwa einen Monat. Um gesundes Blut wiederherzustellen, müssen blutstärkende Kräuter genommen werden. Ich lasse meine Patienten immer einen Augenarzt aufsuchen, um sicherzustellen, dass es kein physisches Augenproblem gibt. Eine abgelöste Netzhaut kann auch schwimmende Augen verursachen.

Auch Muskelkrämpfe sind bei einem Blutmangel häufig zu beobachten. Wenn nicht genügend Blut vorhanden ist, um die Muskeln zu ernähren, verspannen sie sich und können sich verkrampfen. Dies kann auch Nacken- und Schulterschmerzen sowie Migräne verursachen.

Das Leber-Feuer wird mit Leber 2 und 3 behandelt. Ein Leberblutmangel müsste mit Kräutern behandelt werden, sowie mit Punkten wie Magen 36, um die Energieproduktion zu verbessern, und Milz 6, um das Blut zu versorgen. Leberprobleme verursachen häufig Menstruationsprobleme und Unfruchtbarkeit.

Feuchtigkeit und Schleim

Es ist etwas schwierig, das Konzept von Feuchtigkeit und Schleim in Kürze zu erklären. Wenn der Körper zu viel Flüssigkeit ansammelt, spricht man in der chinesischen Medizin von Feuchtigkeit, die in der westlichen Medizin Ödeme genannt wird. In der Theorie der chinesischen Medizin kann Feuchtigkeit entweder durch eine schwache Milz oder durch schwache Nieren verursacht werden, die nicht in der Lage sind, die überschüssige Flüssigkeit zu entfernen. Die chinesische Medizin ist sehr wirksam bei der Behandlung von Ödemen, sie behandelt die Wurzel der Erkrankung, indem sie die für den Flüssigkeitstransport im Körper verantwortlichen Organe stärkt.

Schleim wird in der chinesischen Medizin als Mukus bezeichnet. Der Schleim kann sich bei einer Erkältung oder Grippe und anderen

Erkrankungen wie Bronchitis in Ihren Lungen befinden. Es gibt noch eine andere Art von Schleim, die man bei einer Erkältung oder Grippe nicht sehen würde. Das Wort „Schleim" beschreibt Schwellungen im Körper und Ungleichgewichte, die die Organfunktion blockieren. Magen 40 ist der *Schleim-Punkt*. Er behandelt alle Arten von Schleim. Magen 36 würde auch in Ihre Behandlung einbezogen werden, dieser Punkt hat Dutzende von Funktionen.

Diese Organmuster sind nur die in der Behandlung am häufigsten vorkommenden Organmuster. Diese Informationen stammen aus Giovanni Maciocias Buch *Die Grundlagen der Chinesischen Medizin*. Dies ist das Lehrbuch der Akupunktur-Studenten im ersten Schuljahr. Es ist ein erstaunliches Buch. Wenn Sie chinesische Medizin studieren möchten, empfehle ich Ihnen dieses Buch. Es gibt kein anderes Buch, das die Chinesische Medizin so gut erklärt wie dieses Buch. Ich gebe nur einen kurzen Überblick über häufige Beschwerden, so dass die Akupunktur-Punkte für Sie mehr Sinn ergeben. Wenn Ihr Akupunkteur Ihnen sagt, dass Sie Leber-Feuer oder eine Stagnation des Leber-Qi haben, werden Sie nun verstehen, worüber er oder sie spricht.

Der einzige Weg, Gesundheit zu erhalten, ist zu essen, was Du nicht willst, zu trinken, was Du nicht magst und zu tun, was Du eher nicht tun würdest.

Mark Twain

Kapitel 2

Wie man Akupunktur-Punkte lokalisiert

Akupunktur-Punkte werden unter Verwendung anatomischer Orientierungspunkte lokalisiert. Zum Beispiel befindet sich Perikard 6 etwa 2 cun von der Handgelenksfalte entfernt. Sie messen 2 cun mit den Fingern. Wenn Sie jemanden behandeln, der kleinere oder grössere Finger hat, verwenden Sie deren Breite, um die Punkte zu lokalisieren. Das bedeutet, dass Sie deren Daumengröße und nicht Ihre eigene verwenden werden. Sie können den Punkt auch messen und die Lage entsprechend den Fingerabmessungen leicht anpassen.

Viele Punkte werden mit knöchernen Orientierungspunkten als Referenz lokalisiert. Der mediale Malleolus ist ein Beispiel dafür. Dies ist der runde Knochen an der Innenseite des Knöchels. Sie legen Ihre Finger über die Spitze des medialen Malleolus, um die Meridianpunkte der Niere zu lokalisieren.

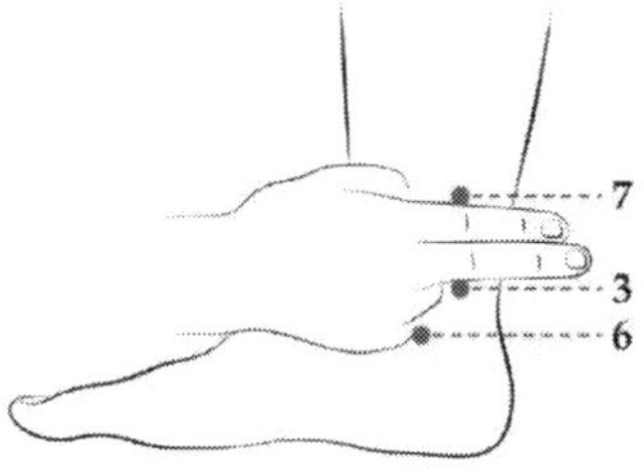

Niere

Niere 3 liegt auf gleicher Höhe mit der Spitze des medialen Knöchels. Niere 7 liegt 2 cun oberhalb von Niere 3, und Niere 6 liegt unterhalb des medialen Malleolus.

Punkt-Durchmesser

Die Größe jedes Akupunktur-Punktes kann groß sein. Solange Sie sich innerhalb des Bereichs befinden, wird der Punkt aktiviert. Der Durchmesser kann die Größe eines amerikanischen Nickels oder eines Quarters haben.

Cun-Maßeinheit

Um Akupunktur-Punkte zu lokalisieren, müssen Sie eine Möglichkeit haben, Entfernungen am Körper zu messen. Diese Maßeinheit wird cun genannt. Das ist das chinesische Wort hierfür. Es wird „Soon" ausgesprochen. Jedes cun hat die Größe Ihres Daumenknöchels. Sie müssen 1 cun, 1,5 cun, 2 cun, 3 cun und 4 cun messen. Wenn Sie im Zweifel sind, können Sie jederzeit Ihren Daumen als Standard für die Messung heranziehen.

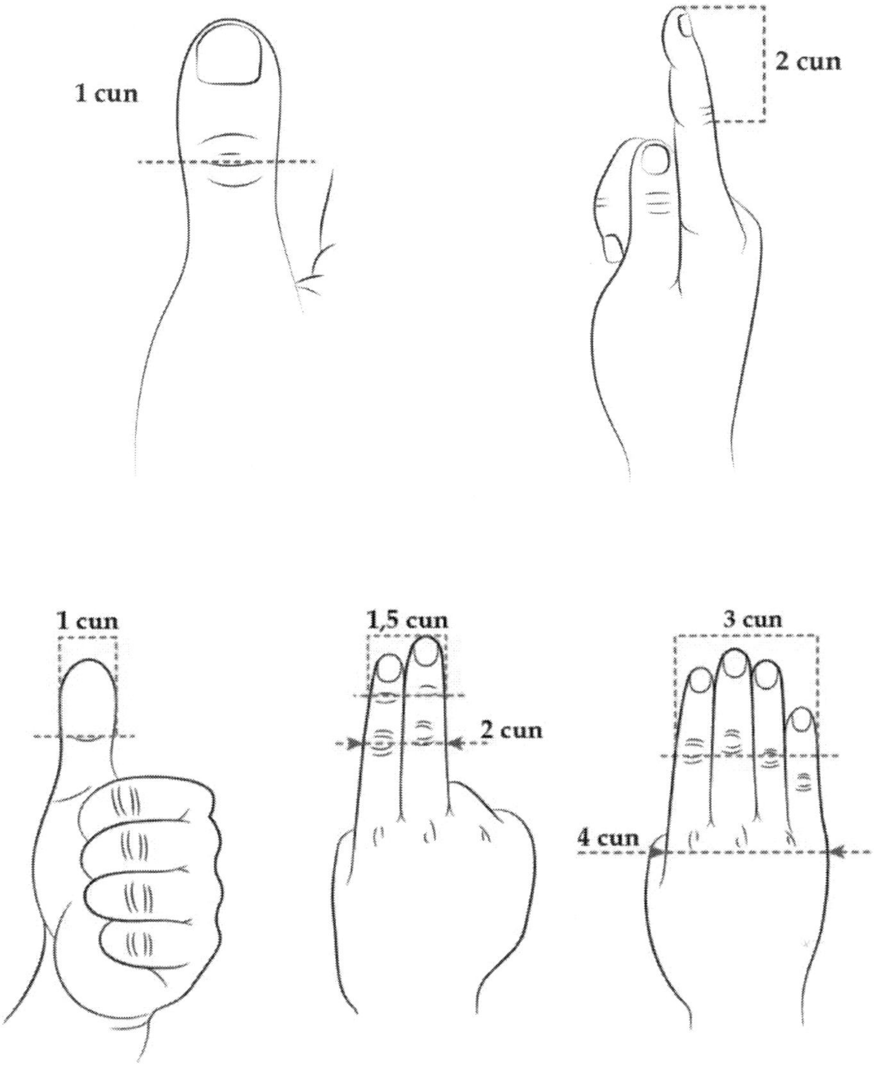

Cun-Maße

Anatomie-Begriffe
Die Stellen der Punkte werden in diesem Buch so einfach wie möglich erklärt. In einigen Fällen habe ich Anatomie-Begriffe verwendet, die Ihnen vielleicht nicht vertraut sind. Seien Sie versichert, dass die Punkte durch die Bilder leicht zu lokalisieren sind. Die Anatomie-Begriffe werden verwendet, aber in den meisten Fällen können Sie sich das Bild einfach ansehen.

Einige Begriffe, die Sie oft sehen werden, sind:

Medialer Malleolus
Dies ist der runde Knochen an der Innenseite Ihres Knöchels. Dieser Knochen wird verwendet, um Punkte in diesem Bereich zu lokalisieren, wie z.B. Niere 3, 6 und 7 sowie Milz 6.

Lateraler Malleolus
Dies ist der runde Knochen an der Außenseite Ihres Knöchels. Dieser Knochen wird zur Lokalisierung von Punkten auf den Meridianen der Blase und der Gallenblase verwendet. Er wird auch als Messpunkt verwendet, um andere Punkte am Bein, wie z.B. Magen 40, zu finden.

Rand der roten und weißen Haut
Dies ist ein Begriff, der erklärt, wo die Haut ihre Farbe ändert. Normalerweise befindet sie sich am Rand der Fußsohle oder der Handfläche. Es ist nicht notwendig, dies sehen zu können, um die Akupressur-Punkte zu finden.

Kapitel 3

Wie man Akupressur effektiv durchführt

Damit die Akupressur funktionieren kann, muss der Punkt aktiviert werden. Bei der Akupunktur wird eine Nadel in den Punkt eingeführt, die die Durchblutung des Punktes anregt, wodurch dieser aktiviert wird. Akupunkturnadeln sind winzig klein, etwa so groß wie ein Haar.

Um die Punkte mittels Akupressur zu aktivieren, gibt es mehrere Möglichkeiten.

- Festes Drücken mit den Fingern
- Mit Hilfe von Magnetkügelchen auf einem Stück Klebeband, die auf die Akupunktur-Punkte aufgetragen und für eine bestimmte Zeit, z.B. acht Stunden, eingeschaltet bleiben.
- Mit winzigen Samen auf einem Stück Klebeband, das auf das Ohr aufgeklebt wird. Bei den Samen kann es sich um Vaccaria-Samen handeln oder um andere Arten von Kügelchen, wie z.B. Ionenperlen oder magnetische Kügelchen.
- Mini-Massagegerät

Wichtig ist, dass Sie fest genug drücken und damit den Punkt aktivieren. Bei der Akupunktur bleiben die Nadeln etwa 30 Minuten lang an ihrem Platz. Während Sie sich entspannen, haben die Nadeln Zeit, ihre Arbeit zu tun. Bei der Akupressur müssen Sie fest genug und lange genug drücken, um den Punkt zu stimulieren. Ich würde sagen, fünf Minuten pro Punkt reichen normalerweise aus, aber in einigen Fällen sind 10 Minuten notwendig. Es hängt davon ab, welcher Punkt behandelt wird und wie krank Sie sind.

Häufigkeit der Behandlung

Die Akupressur ist wie die Akupunktur eine Form der Therapie. Sie ist am wirksamsten, wenn sie täglich durchgeführt wird. Jedes Mal, wenn Sie Akupunktur oder Akupressur anwenden, stimulieren Sie den Körper, normal zu funktionieren. Wenn Sie dies nur einmal pro Woche tun, ist die Behandlung weniger wirksam. Akupunktur und Akupressur sind beides Arten der Therapie, was bedeutet, dass Sie *eine Reihe* von Behandlungen durchführen müssen, um eine Besserung zu erreichen.

Erwarten Sie bitte nicht, dass eine Behandlung jeglicher Art alles ist, was Sie brauchen. Ich würde eine Serie von vier bis acht Behandlungen planen und dann entscheiden, ob Sie weitermachen müssen. Sie kann auch bei gelegentlichen Problemen wie Übelkeit eingesetzt werden. Der beste Punkt für Übelkeit ist Perikard 6, mit dem auch Schlaflosigkeit behandelt wird.

Mini-Massagegeräte

Mini-Massagegeräte sind etwa 4 Zoll (10 cm) lang und werden von manchen Menschen für andere Dinge als Akupressur verwendet. Sie haben die perfekte Größe, um Akupressur durchzuführen. Man kann sie leicht mitnehmen, und die Spitze hat einen Durchmesser von etwa einem halben Zoll (ca 1,5 cm), was sie perfekt für die Behandlung eines Akupunktur-Punktes macht. Die besten Massagegeräte für Akupressur kommen mit verschiedenen Typen von Köpfen. Diejenigen mit der größeren Anzahl von Zinken scheinen für die Akupressur am effektivsten zu sein. Diese Massagegeräte kosten etwa 10 Dollar, und sie können online gekauft werden.

Diese Massagegeräte werden auch zur Narbenbehandlung vermarktet. Die Verbesserung der Durchblutung einer Narbe hilft dem Körper, diese abzubauen. Die Akupunktur ist erstaunlich bei der Behandlung von

Narben, aber auch von nicht heilenden Wunden, wie sie bei Diabetikern häufig vorkommen. Das Platzieren der Nadeln um die Wunde herum verbessert die Durchblutung, was dem Körper hilft, die Wunde zu schließen. Eine mangelnde Heilung wird durch eine mangelnde Durchblutung verursacht.

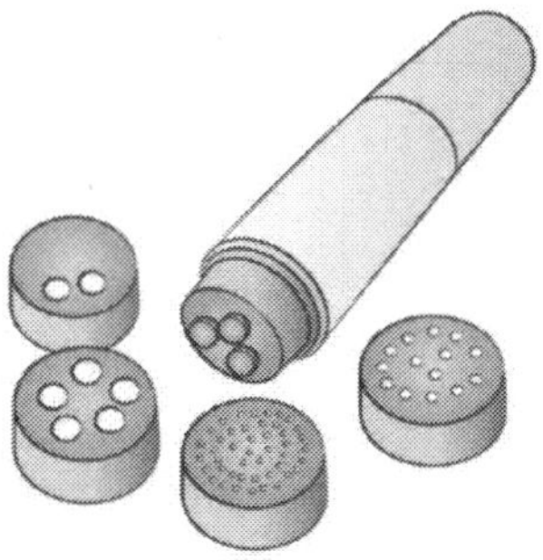

Magnetische Kügelchen

Magnetische Kügelchen sorgen für eine sehr starke Stimulation der Punkte. Ich verwende die Kügelchen der Marke Helio, sie werden in einer Schachtel mit 100 Kügelchen geliefert, und jeder Magnet hat 800 Gauß. Gauß ist ein Maß dafür, wie stark ein Magnet ist. Ich habe festgestellt, dass diese Kügelchen bei Schlaflosigkeit sehr wirksam sind, wenn sie auf Perikard 6 gelegt werden. Am besten ist es, die Zeit, die die Magnete auf dem Körper verbleiben, auf acht Stunden zu begrenzen. Sie spüren vielleicht nicht, dass sie funktionieren, aber sie sind sehr stark.

Dauer der Akupressur

Die Auswirkungen der Akupressur sind in der Regel nicht sofort spürbar. Sie dauert normalerweise etwa eine Stunde, obwohl es davon abhängt, welcher Punkt behandelt wird und welche Ergebnisse Sie erwarten. Wenn Sie Akupressur an Punkten wie Dickdarm 11 zur Behandlung von Verstopfung oder Pericardium 6 zur Behandlung von Schlaflosigkeit durchführen, werden Sie normalerweise nach etwa einer Stunde Erfolge feststellen. Wenn Sie keine Erfolge feststellen, können Sie die Akupressur erneut durchführen.

Aufbauen des Qi

Wenn Sie einen Akupunktur-Punkt stimulieren, aktivieren Sie den Punkt. Sobald der Punkt aktiviert ist, beginnt er zu wirken. Akupunkteure nennen das „das Qi aufbauen", was notwendig ist, damit Akupunktur oder Akupressur wirken kann. Zu den Anzeichen dafür, dass Sie einen Punkt aktiviert haben, gehören die folgenden Empfindungen in dem zu behandelnden Bereich:

- Juckreiz
- Kribbeln
- Taubheit
- Schmerzen (häufiger bei starken Punkten wie Magen 36)
- Wärme

Manchmal kann man nicht beschreiben, wie es sich anfühlt, man weiß einfach, dass etwas vor sich geht, man spürt die Zunahme des Blutflußes. Selbst wenn man nichts spürt, bedeutet das nicht, dass nichts passiert. Wenn Sie ein sehr niedriges Energieniveau haben, ist die Wahrscheinlichkeit geringer, dass Sie etwas fühlen, bis Ihr Energieniveau wieder aufgebaut ist, was normalerweise etwa einen Monat dauert.

Ohr-Akupressur

Die Ohr-Akupressur ist eine weitere Möglichkeit, sich selbst zu behandeln. Das Ohr ist sehr empfindlich für jede Art von Stimulation. Sie können Ohrsamen online kaufen. Es gibt verschiedene Arten von Ohrsamen. Die Samen werden auf ein winziges quadratisches Stück Klebeband gelegt. Nachdem Sie die Samen auf das Ohr aufgeklebt haben, hält das Band ein paar Tage, je nachdem, wie oft Sie Ihre Haare waschen und wie stark das Band ist.

Ich mag Sakamura-Ionenkügelchen. Es gibt sie in zwei Ausführungen, das Band ist entweder klar oder fleischfarben und die Kügelchen sind entweder aus Gold oder Silber. Es ist eine Frage der persönlichen Vorliebe. Ich verwende durchsichtiges Klebeband mit Goldkügelchen. Am besten ist es, die Kügelchen nach zwei Tagen zu entfernen und auf das andere Ohr zu wechseln.

Kapitel 4

Ohr-Akupunktur

Das Bild unten zeigt den umgekehrten Fötus. Auf dem Bild unten sehen Sie den Kopf. Die inneren Organe befinden sich auf der Innenseite des Ohres, am Gehörgang.

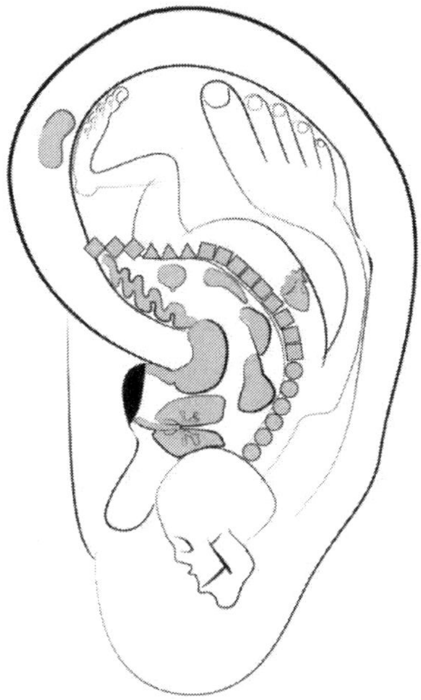

Einige Akupunkteure sind auf Ohr-Akupunktur spezialisiert. Viele Akupunkteure kombinieren die Ohr-Akupunktur mit der Körper-Akupunktur, um die Vorteile von beiden zu nutzen. Ohr-Akupunktur und -akupressur sind besonders nützlich bei der Behandlung von Schmerzen.

Lokalisieren Sie einfach den Bereich am Ohr, der dem schmerzenden Körperteil entspricht.

Die Akupunktur-Punkte können mit winzigen Akupunktur-Nadeln stimuliert werden oder Ohr-Akupunktur-Samen, hergestellt aus Vaccaria-Samen, das sind winzige schwarze Samen, die auf ein kleines Stück Klebeband gelegt werden. Die Samen werden auf das Ohr gelegt und können dort mehrere Tage lang gelassen werden, in der Regel fallen sie innerhalb weniger Tage ab. Es ist üblich, die Ohren zu wechseln, was bedeutet, dass für eine Behandlung das rechte Ohr behandelt wird und das linke Ohr beim nächsten Besuch behandelt wird.

Ohr-Samen
Das Bild unten zeigt Vaccaria-Samen auf kleinen Plastikplättchen, man braucht nur das Stück Klebeband abzuziehen und auf das Ohr zu legen. Die Verwendung einer Pinzette macht es einfacher.

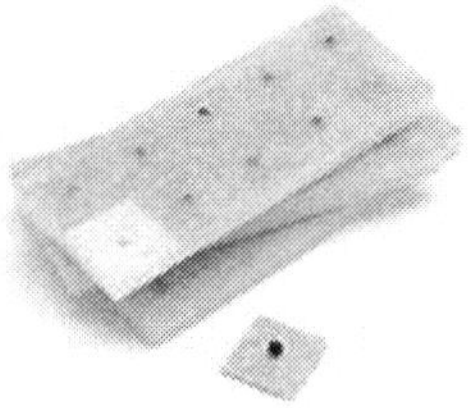

Es gibt zahlreiche Arten von kleinen Kügelchen, die typischerweise am Ohr verwendet werden. Eine andere Art von Ohr-Kügelchen sind die Magrain-Ionen-Kügelchen von Sakamura. Dabei handelt es sich um winzige Perlen, entweder aus Gold oder Silber, die an kleinen runden Bändern befestigt sind. Die Perlen werden behandelt, um eine Stimulation zu erzielen, die nicht so stark wie ein Magnet, aber stärker als ein Vaccaria-Samen ist.

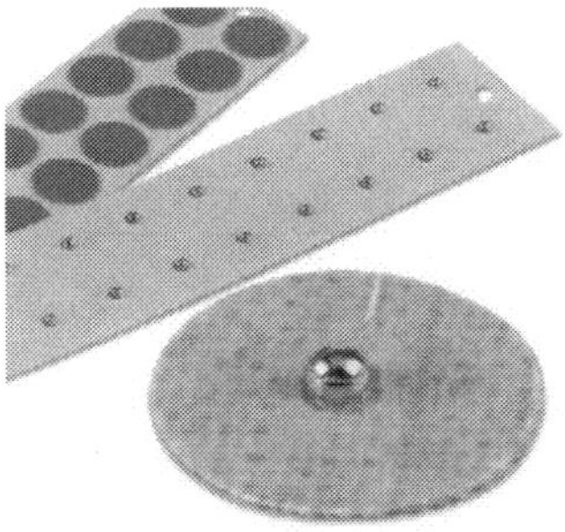

Dieses Bild zeigt Sakamura Magrain Ionen-Kügelchen auf fleischfarbenem Band. Es gibt zwei Optionen, durchsichtiges Band oder fleischfarbenes Band sowie Gold- oder Silberkügelchen. Ihr Akupunkteur wird eine persönliche Vorliebe für eine Art der Kügelchen haben.

Die Ohr-Akupunktur wird auch zur Linderung von Drogenabhängigkeit eingesetzt. Ohr-Akupunktur baut Stress ab und kann auch von Nicht-Akupunkteuren eingesetzt werden, um bei Suchtprotokollen zu helfen. Die folgende Abbildung zeigt das von Suchtspezialisten verwendete NADA-Ohrprotokoll. NADA steht für National Acupuncture Detoxification Association (Nationaler Verband für Akupunktur-Entgiftung). Für diejenigen, die daran interessiert sind, das Protokoll zu erlernen, werden spezielle Schulungen angeboten. Weitere Informationen finden Sie unter www.acudetox.com.

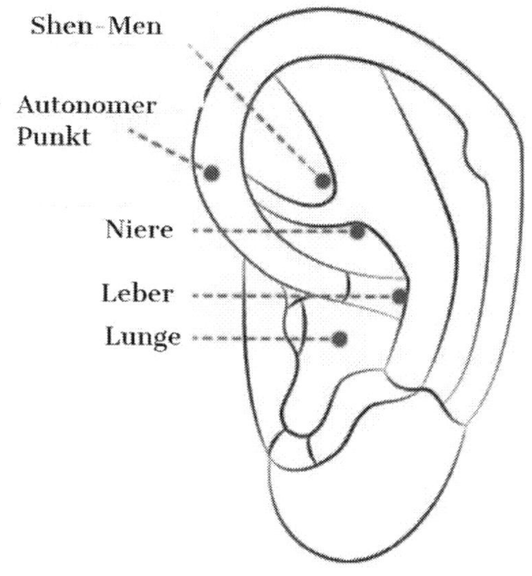

Das folgende Diagramm zeigt die am Ohr dargestellte Wirbelsäule. Die Punkte C1 bis C7 stellen die Hals- oder Halswirbelsäule dar. Ich habe festgestellt, dass die Behandlung dieser Punkte am Ohr mit Sakamura-Pellets genauso wirksam ist wie jede andere Art der Halswirbelbehandlung. Legen Sie die Kügelchen einfach auf den Rand des Ohres in den entsprechenden betroffenen Bereich und drücken Sie fest darauf. Wenn Sie fest drücken, wird es ein wenig wehtun. Es tut nur dann weh, wenn es in diesem Bereich ein Problem gibt. Die Punkte T1 bis T 12 behandeln den Bereich des Brustkorbs oder des oberen Rückens. Die Punkte L1 bis L5 sind für den Lenden- oder unteren Rückenbereich. S1 und 2 sind für das Kreuzbein oder Steißbein.

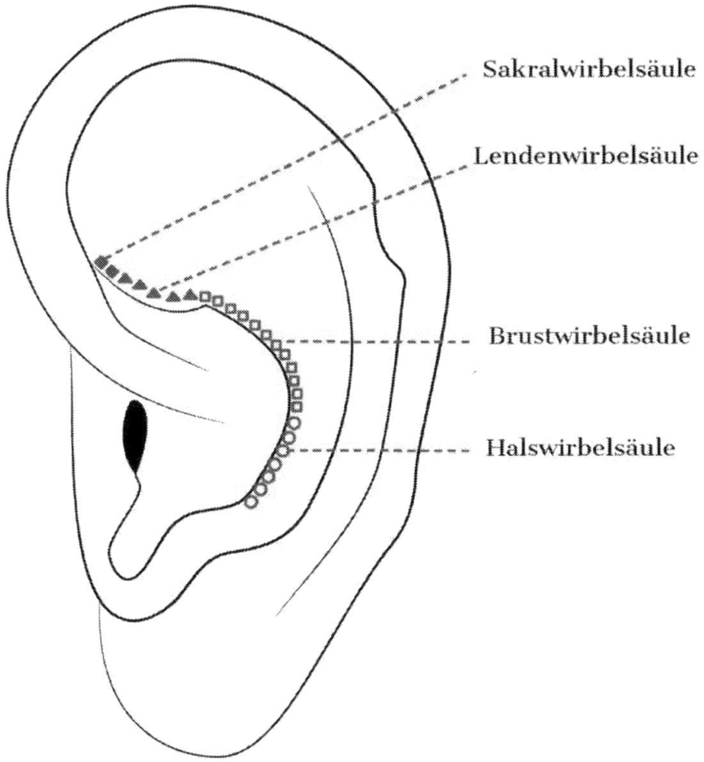

Häufig benutzte Ohr-Punkte

Shen-Men
Shen-Men ist ein Meisterpunkt. Er beruhigt den Geist, lindert Stress, Schmerzen, Ängste, Schlaflosigkeit und wird in Kombination mit anderen Punkten eingesetzt. Der Name bedeutet „Geist-Pforte". Es ist einer der am häufigsten verwendeten Punkte am Ohr.

Punkt Null
Dieser Punkt bringt den Körper ins Gleichgewicht. Er hilft, die Hormone zu regulieren und das Gehirn zu beruhigen.

Beruhigungs-Punkt
Dieser Punkt wird von Terry Oleson auch als Entspannungs-Punkt oder Valium-Analog-Punkt bezeichnet. Er wirkt beruhigend und entspannend

und kann zur Behandlung von Angstzuständen, hohem Blutdruck und chronischem Stress eingesetzt werden.

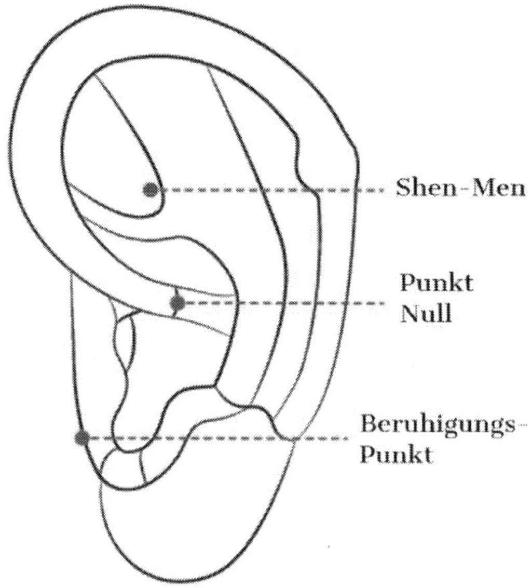

Es gibt verschiedene Formen der Ohr-Akupunktur. Wenn Sie an weiteren Studien interessiert sind, ist das Buch *Auriculotherapy Manual* von Terry Oleson, PhD, eine gute Wahl.

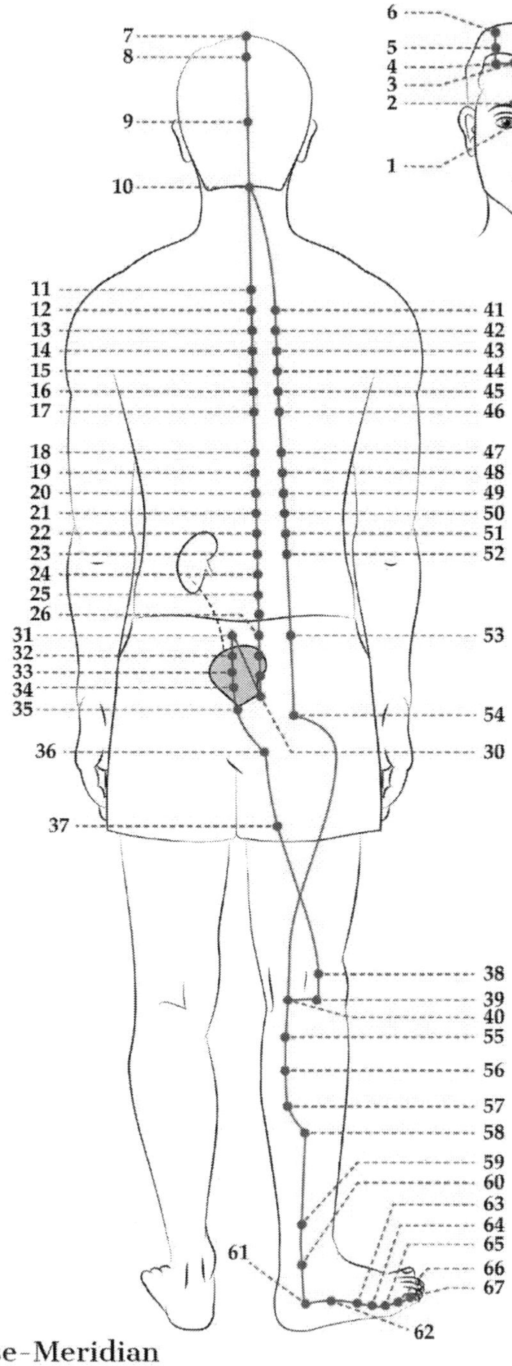

Blase-Meridian

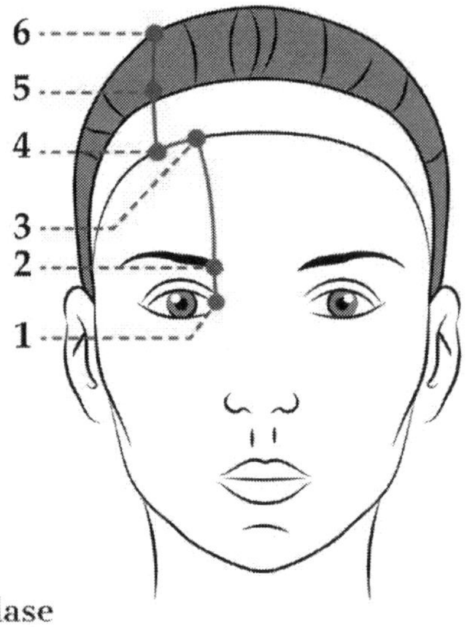

Blase

Blase 1
Befindet sich 0,1 cun oberhalb des inneren Augenwinkels.

Funktionen und allgemeine Verwendung
Öffnet und erhellt die Augen. Kann bei den meisten Arten von Augenkrankheiten eingesetzt werden, darunter Glaukom, Grauer Star, Sehnervenatrophie, Farbenblindheit, Kurzsichtigkeit, Augenschwellung, Augenschmerzen, verschwommenes Sehen und plötzliche Erblindung. Blase 1 stimuliert, wie andere Punkte um das Auge herum, eine gesunde Nervenfunktion im Auge. Akupunktur stellt die Nervenfunktion wieder her und der Körper heilt sich selbst.

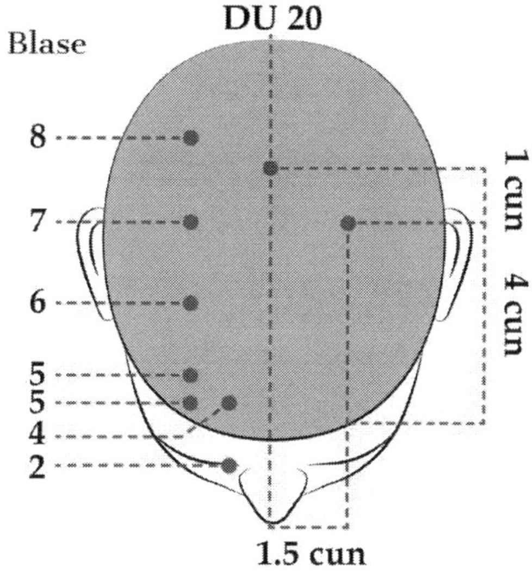

Blase 2
Am medialen oder inneren Ende der Augenbraue.

Funktionen und allgemeine Verwendung
Dieser Punkt kann für die gleichen Indikationen wie Blase 1 zur Behandlung aller Augenerkrankungen eingesetzt werden. Zusätzlich zu Augenproblemen kann es auch zur Öffnung der Nebenhöhlen zur Behandlung von Allergien, Verstopfung oder Schmerzen verwendet werden.

Blase 3
Befindet sich oberhalb des medialen Endes der Augenbraue, 0,5 cun oberhalb der vorderen Haarlinie.

Funktionen und allgemeine Verwendung
Macht den Kopf frei, um Kopfschmerzen zu lindern, behandelt außerdem verstopfte Nasennebenhöhlen.

Blase 4
Befindet sich 0,5 cun oberhalb der vorderen Haarlinie, 1,5 cun von der Mittellinie.

Funktionen und allgemeine Verwendung
Kann bei Nebenhöhlenverstopfung verwendet werden.

Blase 5
Befindet sich 1,5 cun lateral zur Mittellinie und 0,5 cun direkt über der Blase 4.

Funktionen und allgemeine Verwendung
Kann bei Nebenhöhlenverstopfung, Schwindel und verschwommenem Sehen verwendet werden.

Blase 6
Befindet sich 1,5 cun posterior zur Blase 5, 1,5 cun lateral zur Mittellinie.

Funktionen und allgemeine Verwendung
Reinigt die Nasennebenhöhlen zur Behandlung von Nebenhöhlenverstopfungen.

Blase 7
Befindet sich 1,5 cun posterior zur Blase 6, 1,5 cun lateral zur Mittellinie.

Funktionen und allgemeine Verwendung
Reguliert die Nase zur Behandlung von Nebenhöhlenverstopfung, Verlust des Geruchssinns, entzündeten Nebenhöhlen und Kopfschmerzen.

Blase 8
Befindet sich 1,5 cun posterior zur Blase 7, 1,5 cun lateral zur Mittellinie.

Funktionen und allgemeine Verwendung

Behandelt die Augen und die Nase. Kann zur Behandlung von Nebenhöhlenverstopfungen und verschwommenem Sehen verwendet werden.

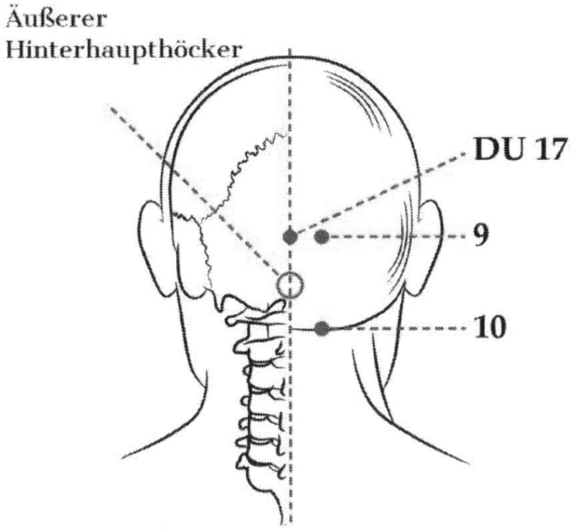

Blase

Blase 9

Befindet sich 1,3 cun lateral zu Du 17 auf der Mittellinie, auf der lateralen Seite des oberen Randes des äußeren Hinterhaupthöckers, d.h. des knöchernen Knotens am Hinterkopf.

Funktionen und allgemeine Verwendung

Behandelt die Nase und die Augen. Kann bei Nebenhöhlenverstopfung und Augenschmerzen verwendet werden.

Blase 10

Befindet sich 1,3 cun lateral zu Du 15, in der Vertiefung auf der lateralen Seite des Trapez-Muskels.

Funktionen und allgemeine Verwendung
Öffnet die Nase, behandelt Augenschmerzen, Nackensteifheit, Kopfschmerzen an der Kopfbasis und Schleudertrauma.

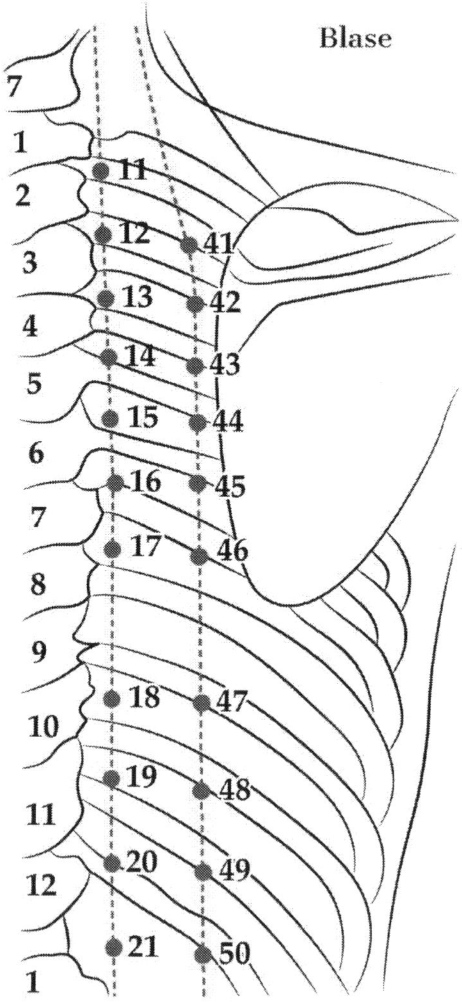

Blase 11
Befindet sich 1,5 cun lateral zur Mittellinie, auf Höhe der unteren Grenze des ersten Brustwirbels.

Funktionen und allgemeine Verwendung
Reguliert die Lungen, dehnt und entspannt den Brustkorb zur Behandlung von Krankheiten wie Lungenentzündung, Bronchitis, Husten, Erkältung und Grippe sowie Rippenfellentzündung. Dieser Punkt behandelt auch Knochenerkrankungen, indem es die Knochen stärkt und die Sehnen entspannt. Es behandelt ebenfalls Steifheit der Wirbelsäule, Gelenkdeformität und Nackensteifheit.

Blase 12
Befindet sich 1,5 cun lateral zur Mittellinie, am unteren Rand des zweiten Brustwirbels.

Funktionen und allgemeine Verwendung
Reguliert die Lunge, was zur Behandlung von Erkältungen und Grippe, Lungenentzündung, Bronchitis, Brustfellentzündung und Keuchhusten eingesetzt werden könnte. Es öffnet auch die Nasennebenhöhlen zur Behandlung von Nebenhöhlenverstopfung und Abfluss.

Blasen-Shu-Punkte
Mit Blase 13 beginnt die Reihe der Punkte, die als „Back-Shu"-Punkte bezeichnet werden. Dies kann als „assoziierte" Punkte übersetzt werden. Jeder Punkt entspricht einem bestimmten Organ. Sie können zur Behandlung chronischer Gesundheitszustände des assoziierten Organs verwendet werden. Zum Beispiel ist der Lungen-assoziierte Punkt „Blase 13", was bedeutet, dass dieser Punkt zur Behandlung von Lungenerkrankungen verwendet wird. Mit Blase 14 wird der Herzbeutel behandelt, mit Blase 15 das Herz, usw. Akupunkteure nennen diese Punkte Back-Shu-Punkte, aber ich vermeide es, das chinesische Pin-Yin zu verwenden, weil ich einen bekannteren Begriff verwenden möchte. Ich werde alle „Shu"-Punkte der Einfachheit halber als „assoziierte Punkte" bezeichnen.

Blase 13
Befindet sich 1,5 cun lateral zu Du 12, am unteren Rand des dritten Brustwirbels.

Funktionen und allgemeine Verwendung
Lungen-assoziierter Punkt. Blase 13 reguliert und tonisiert die Lunge. Kann zur Behandlung von Atembeschwerden, Erkältung und Grippe, überschüssigem Lungenschleim, Asthma, Bronchitis und Husten verwendet werden.

Blase 14
Befindet sich 1,5 cun lateral zur Mittellinie, am unteren Rand des vierten Brustwirbels.

Funktionen und allgemeine Verwendung
Perikard(Herzbeutel)-assoziierter Punkt. Es reguliert und stärkt das Herz, verbessert die Durchblutung im Brustkorb und kann zur Behandlung von Brustschmerzen, Herzklopfen, interkostaler Neuralgie (Rippenschmerzen) und Husten eingesetzt werden.

Blase 15
Befindet sich 1,5 cun lateral zur Mittellinie, am unteren Rand des Dornfortsatzes des fünften Brustwirbels.

Funktionen und allgemeine Verwendung
Herz-assoziierter Punkt. Er reguliert und stärkt das Herz, klärt das Herz-Feuer, stellt den normalen Kreislauf in der Brust wieder her und beruhigt den Geist. Es kann zur Behandlung von Husten, Brustschmerzen, Schlaflosigkeit, Angstzuständen, Herzklopfen und Bluthusten verwendet werden.

Blase 16
Befindet sich 1,5 cun lateral zur Mittellinie, auf Höhe des unteren Randes des Dornfortsatzes des sechsten Brustwirbels.

Funktionen und allgemeine Verwendung
Lenkergefäß-(Du-Meridian) assoziierter Punkt. Einigen Quellen zufolge ist die häufigste moderne Anwendung die Behandlung von Hautkrankheiten wie Schuppenflechte und Juckreiz. Aus einer anderen Quelle geht hervor, dass es die Durchblutung im Brustkorb

wiederherstellt und zur Behandlung von Perikarditis, Endokarditis, Zwerchfellkrämpfen und Brustschmerzen eingesetzt werden kann.

Blase 17

Befindet sich 1,5 cun lateral zur Mittellinie, auf Höhe des unteren Randes des Dornfortsatzes des siebten Brustwirbels.

Funktionen und allgemeine Verwendung

Diaphragma-assoziierter Punkt. Reguliert das Blut, bewegt stagnierendes Blut und reinigt die Blut-Hitze. Blase 17 reguliert das Diaphragma zur Behandlung von Hiatushernie (Zwerchfellbruch), Ösophagusverengung und Säure-Reflux.

Blase 18

Befindet sich 1,5 cun lateral zur Mittellinie, auf Höhe des unteren Randes des Dornfortsatzes des neunten Brustwirbels.

Funktionen und allgemeine Verwendung

Leber-assoziierter Punkt. Blase 18 reguliert die Leber und die Gallenblase. Es behandelt Verdauungsprobleme wie Gelbsucht und Pankreatitis. Es hellt die Augen auf und kann zur Behandlung von Augenkrankheiten wie verschwommenes Sehen, Sehnervenatrophie und Nachtblindheit eingesetzt werden.

Blase 19

Befindet sich 1,5 cun lateral zur Mittellinie, auf Höhe des unteren Randes des Dornfortsatzes des zehnten Brustwirbels.

Funktionen und allgemeine Verwendung

Gallenblasen-assoziierter Punkt. Blase 19 reguliert die Leber und die Gallenblase. Es könnte zur Behandlung von Gelbsucht, Erbrechen und Pankreatitis eingesetzt werden. Dieser Punkt reinigt die Leber und die Gallenblase von feuchter Hitze, was als Behandlung von Gelbsucht oder anderen Leber- oder Gallenblasenerkrankungen im Zusammenhang mit Entzündungen übersetzt werden kann.

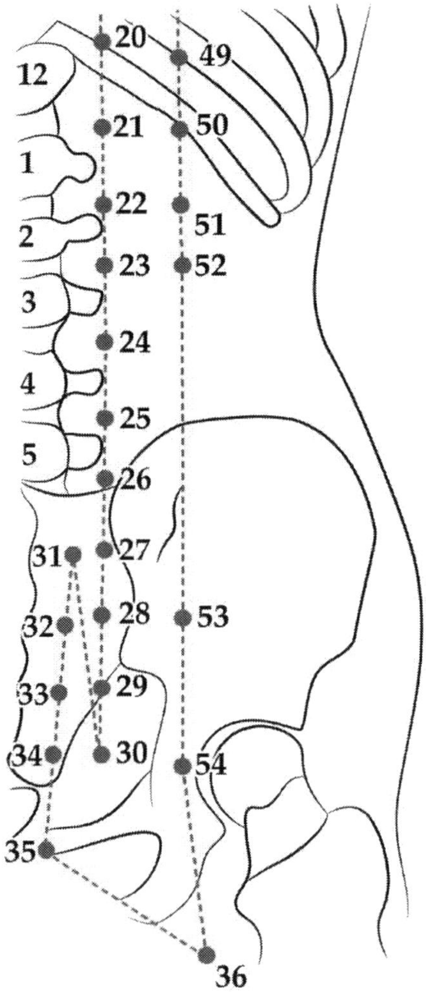

Blase

Blase 20
Befindet sich 1,5 cun lateral zur Mittellinie, auf Höhe des unteren Randes des Dornfortsatzes des elften Brustwirbels.

Funktionen und allgemeine Verwendung
Milz-assoziierter Punkt. Blase 20 reguliert und stärkt die Milz (Verdauung), verbessert die Verdauung und das Energieniveau.

Blase 21

Befindet sich 1,5 cun lateral zur Mittellinie, auf Höhe des unteren Randes des Dornfortsatzes des zwölften Brustwirbels.

Funktionen und allgemeine Verwendung

Magen-assoziierter Punkt. Blase 21 tonisiert die Milz, hebt das Milz-Qi an und hält das Blut. Übersetzung: Verbessert die Verdauung, reguliert die Verdauung, behandelt Ödeme und Müdigkeit. Es kann zur Behandlung von Verdauungsproblemen wie Durchfall, Übelkeit und Schmerzen im Magenbereich eingesetzt werden. Der Ausdruck „hält das Blut" bedeutet, dass es das Blut reguliert.

Blase 22

Befindet sich 1,5 cun lateral zur Mittellinie, auf Höhe des unteren Randes des Dornfortsatzes des ersten Lendenwirbels.

Funktionen und allgemeine Verwendung

Dreifachbrenner oder San-Jiao-assoziierter Punkt. Blase 22 reguliert den Dreifachbrenner und stärkt die Nieren. Es kann zur Behandlung von Ödemen, Nephritis, Verdauungsproblemen und zur Aktivierung der Blase zur Ausscheidung von Harnweg- oder Nierensteinen verwendet werden. Der Dreifachbrenner ist ein altes Konzept, das den Energiefluss im Körper beschreibt. Es gibt einen Oberbrenner, einen Mittelbrenner und einen Unterbrenner, die jeweils bestimmten Organen entsprechen.

Blase 23

Befindet sich 1,5 cun lateral zur Mittellinie, auf Höhe des unteren Randes des Dornfortsatzes des zweiten Lendenwirbels.

Funktionen und allgemeine Verwendung

Nieren-assoziierter Punkt. Stärkt die Nieren und tonisiert alle Aspekte der Nieren. Reguliert das Wasserlassen, was das Wasserlassen bei schmerzhaften Harnproblemen fördern kann. Behandelt Harninkontinenz, Ödeme und chronische Nephritis. Behandelt die Ohren und hellt die Augen auf, könnte zur Behandlung von Hörproblemen, Tinnitus, Taubheit und verschwommenem Sehen eingesetzt werden. Stärkt den unteren Rücken zur Behandlung von Rückenschmerzen, die durch Nierenschwäche verursacht werden.

Blase 24

Befindet sich 1,5 cun lateral zur Mittellinie, auf Höhe des unteren Randes des Dornfortsatzes des dritten Lendenwirbels.

Funktionen und allgemeine Verwendung

Qi-Meer-assoziierter Punkt. Verbessert das Energieniveau und stärkt den unteren Rücken. Kann zur Behandlung von Schmerzen im unteren Rücken eingesetzt werden.

Blase 25

Befindet sich 1,5 cun lateral zur Mittellinie, auf Höhe des unteren Randes des Dornfortsatzes des vierten Lendenwirbels.

Funktionen und allgemeine Verwendung

Dickdarm-assoziierter Punkt. Er reguliert den Darm und kräftigt den unteren Rücken und die Knie. Er kann zur Behandlung von Verstopfung, Rektumvorfall (Mastdarmvorfall) und Hämorrhoiden verwendet werden.

Blase 26

Befindet sich 1,5 cun lateral zur Mittellinie, auf Höhe des unteren Randes des Dornfortsatzes des fünften Lendenwirbels.

Funktionen und allgemeine Verwendung

Tors des Ursprünglichen-assoziierter Punkt. Blase 26 stärkt den unteren Rücken. Sie kann zur Behandlung von Schmerzen im unteren Rücken eingesetzt werden.

Blase 27

Befindet sich 1,5 cun lateral der Mittellinie auf Höhe des ersten hinteren Sakrumforamens. Übersetzung: Das Foramen sacralis sind Löcher im Kreuzbein, das auch Steißbein genannt wird.

Funktionen und allgemeine Verwendung
Dünndarm-assoziierter Punkt. Reguliert den Darm und die Blase. Kann zur Behandlung von Bauchfellentzündung und Koliken verwendet werden. Es kann auch zur Behandlung von Syndromen der feuchten Hitze verwendet werden, die Schwierigkeiten beim Wasserlassen verursachen. Feuchte Hitze kann als eine Art Entzündung angesehen werden, wenn zu viel Hitze oder Entzündung im Körper vorhanden ist.

Blase 28
Befindet sich 1,5 cun lateral zur Mittellinie auf Höhe des zweiten hinteren Sakrumforamens.

Funktionen und allgemeine Verwendung
Blasen-assoziierter Punkt. Blase 28 reguliert die Blase. Sie kann zur Behandlung schmerzhafter Harnstörungen, Prostatitis und Schmerzen im unteren Rückenbereich eingesetzt werden. Es stärkt den unteren Rücken.

Blase 29
Befindet sich 1,5 cun lateral zur Mittellinie auf Höhe des dritten hinteren Sakrumforamens.

Funktionen und allgemeine Verwendung
Wirbelsäulenmitte-assoziierter Punkt. Er wird auch mit Mitteldorn-Höhlung übersetzt. Er stärkt den unteren Rücken zur Behandlung von Wirbelsäulensteifheit und Schmerzen.

Blase 30
Befindet sich 1,5 cun lateral zur Mittellinie auf Höhe des vierten hinteren Sakrumforamens.

Funktionen und allgemeine Verwendung
Weißer Ring-assoziierter Punkt. Die Übersetzung davon bezieht sich auf den Anus. Er kann zur Behandlung von Schmerzen im unteren Rückenbereich und Harninkontinenz aufgrund von Lähmungen

verwendet werden. Obwohl dieser Punkt nur selten verwendet wird, könnte es zur Behandlung von Rückenschmerzen eingesetzt werden.

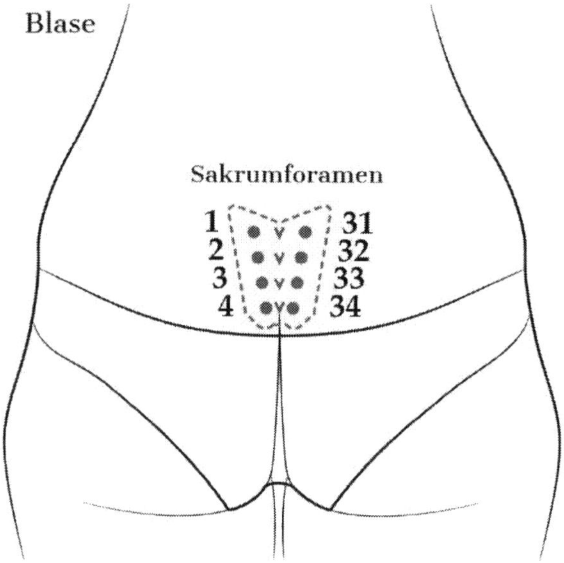

Blase 31
Im ersten hinteren Sakrumforamen, das heißt den Löchern in Ihrem Steißbein.

Funktionen und allgemeine Verwendung
Blase 31, 32, 33, 34 werden als die Acht-Foramen-Punkte bezeichnet. Sie werden oft zusammen zur Behandlung von Schmerzen im unteren Rückenbereich, Kreuzbein und Steißbein oder den Steißbeinschmerzen verwendet. Obwohl es etwa 100 Punkte am Körper gibt, die zur Behandlung von Rückenschmerzen eingesetzt werden können, sind diese Punkte sehr effektiv, um die Durchblutung wiederherzustellen und die Rückenmuskulatur zu entspannen.

Blase 32
Im zweiten hinteren Sakralforamen.

Funktionen und allgemeine Verwendung
Siehe oben.

Blase 33
Im dritten hinteren Sakralforamen.

Funktionen und allgemeine Verwendung
Siehe oben.

Blase 34
Im vierten hinteren Sakralforamen.

Funktionen und allgemeine Verwendung
Siehe oben.

Blase 35
Auf beiden Seiten der Spitze des Kreuzbeins oder Steißbeins, 0,5 cun seitlich der Mittellinie. Beachten Sie, wie sich der Blasen-Meridian an diesem Punkt teilt und das Bein bis zum Ende der kleinen Zehe hinuntergeht. Auf dem Rücken befinden sich zwei Blasen-Meridianlinien, die innere und die äußere Linie.

Funktionen und allgemeine Verwendung
Kann zur Behandlung von Steißbeinschmerzen verwendet werden, obwohl es viele andere Punkte zur Behandlung gibt, die leichter zugänglich sind.

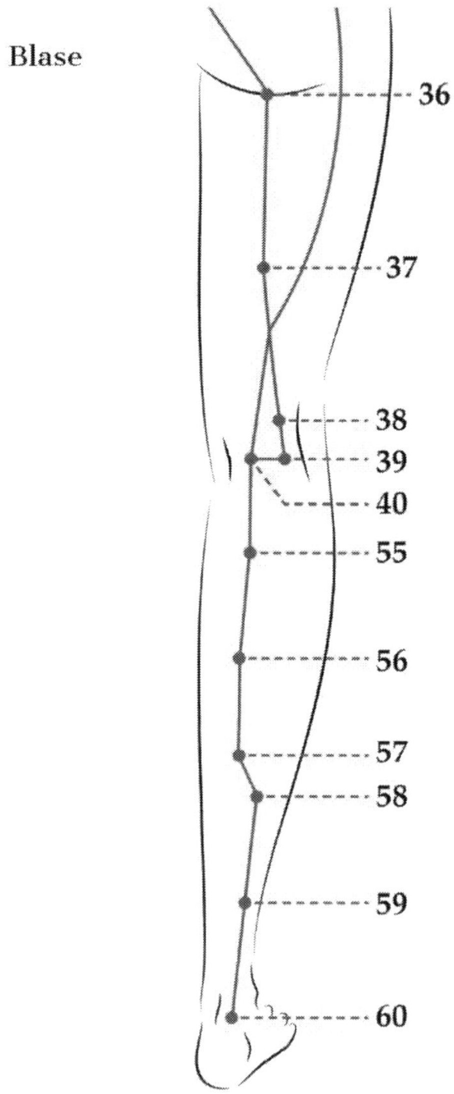

Blase 36
In der Mitte der Gesäßfalte. Übersetzung: Die Gesäßfalte befindet sich unterhalb des Gesäßes.

Funktionen und allgemeine Verwendung
Blase 36 stärkt den unteren Rücken und kann zur Linderung von Schmerzen im unteren Rücken eingesetzt werden. Es wird auch zur Behandlung von Hämorrhoiden aufgeführt.

Blase 37
Befindet sich 6 cun unterhalb von Blase 36, an der Verbindungslinie zwischen Blase 36 und 40.

Funktionen und allgemeine Verwendung
Blase 37 stärkt den unteren Rücken. Sie kann zur Linderung von Schmerzen im unteren Rücken, Ischias und bei Beinatrophie eingesetzt werden.

Blase 38
Befindet sich 1 cun oberhalb von Blase 39, auf der medialen Seite der Biceps-Femoris-Sehne. Mit gebeugtem Knie zu lokalisieren.

Funktionen und allgemeine Verwendung
Entspannt die Sehnen und lindert Schmerzen im unteren Rücken.

Bladder 39
Seitlich der Blase 40, an der medialen Grenze der Biceps-Femoris-Sehne.

Funktionen und allgemeine Verwendung
Reguliert den Dreifachbrenner zur Behandlung bei abdominalem Blähbauch. Könnte zur Behandlung von Knieschmerzen verwendet werden.

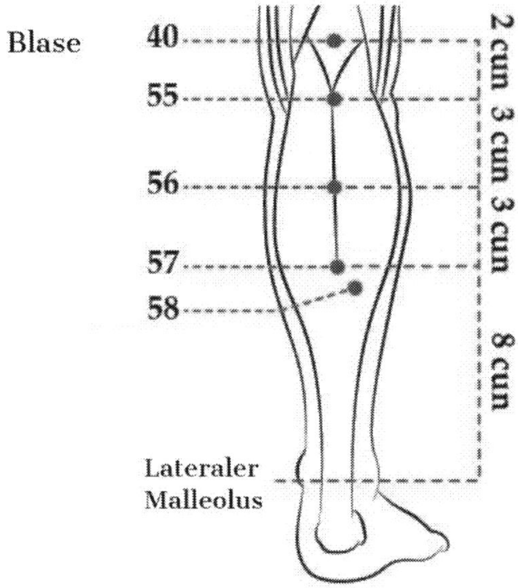

Blase 40
Befindet sich in der Mitte der Fossa popliteale. Übersetzung: hinter dem Knie, ungefähr in der Mitte der Kniekehle.

Funktionen und allgemeine Verwendung
Kräftigt den unteren Rücken zur Linderung von Rückenschmerzen. Es entspannt die Sehnen und kann zur Behandlung von Rückenschmerzen verwendet werden, die Steifheit und die Unfähigkeit, gerade zu stehen, verursachen.

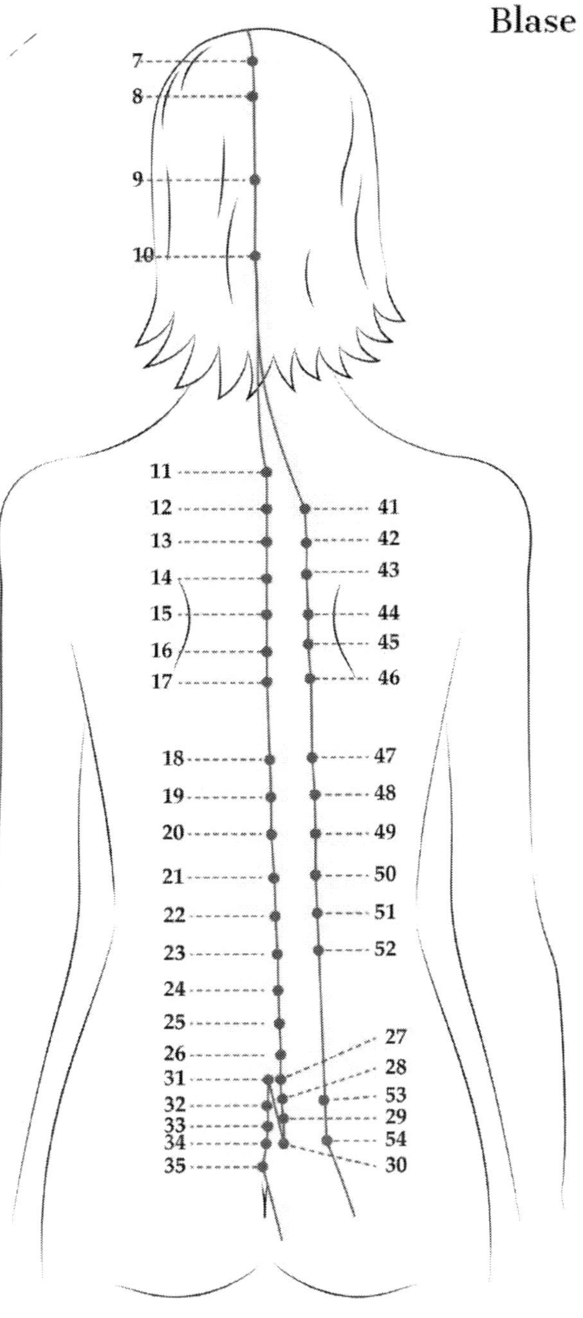
Blase
7
8
9
10
11
12
13
14
15
16
17
18
19
20
21
22
23
24
25
26
31
32
33
34
35
41
42
43
44
45
46
47
48
49
50
51
52
27
28
53
29
54
30

Blase 41
Befindet sich 3 cun lateral zur Mittellinie, auf Höhe des unteren Randes des Dornfortsatzes des zweiten Brustwirbels, an der Wirbelsäulengrenze des Schulterblattes.

Funktionen und allgemeine Verwendung
Kann zur Behandlung von Rücken- oder Schulterschmerzen verwendet werden.

Blase 42
Befindet sich 3 cun lateral zur Mittellinie, auf Höhe des unteren Randes des Dornfortsatzes des dritten Brustwirbels.

Funktionen und allgemeine Verwendung
Stärkt die Lunge. Kann zur Behandlung von Atembeschwerden und Husten eingesetzt werden.

Blase 43
Befindet sich 3 cun lateral zur Mittellinie, auf Höhe des unteren Randes des Dornfortsatzes des vierten Brustwirbels, an der Wirbelsäulengrenze des Schulterblattes.

Funktionen und allgemeine Verwendung
Stärkt die Lunge und die Nieren. Kann zur Behandlung von Lungenproblemen wie Bronchitis, Asthma und Tuberkulose eingesetzt werden. Diese Beschwerden werden üblicherweise mit chinesischer Kräutermedizin behandelt.

Blase 44
Befindet sich 3 cun lateral zu Du 11, auf Höhe des unteren Randes des Dornfortsatzes des fünften Brustwirbels, an der Wirbelsäulengrenze des Schulterblattes.

Funktionen und allgemeine Verwendung
Reguliert das Herz und verbessert die Durchblutung in der Brust. Kann zur Behandlung von Husten oder Atembeschwerden verwendet werden.

Punkte auf dem Lungen-Meridian werden häufig über Punkte auf dem Rücken verwendet.

Blase 45
Befindet sich 3 cun lateral zu Du 10, auf Höhe des unteren Randes des Dornfortsatzes des sechsten Brustwirbels.

Funktionen und allgemeine Verwendung
Reguliert die Lungen zur Behandlung von Husten und Atembeschwerden. Behandelt Schulter-, Schulterblatt- und Rückenschmerzen.

Blase 46
Befindet sich 3 cun lateral zu Du 9, auf Höhe des unteren Randes des Dornfortsatzes des siebten Brustwirbels, in der Nähe des unteren Randes des Schulterblattes.

Funktionen und allgemeine Verwendung
Reguliert das Zwerchfell, das zur Behandlung von Aufstoßen, Schluckauf und Erbrechen verwendet werden kann.

Blase 47
Befindet sich 3 cun lateral zu Du 8, auf Höhe des unteren Randes des Dornfortsatzes des neunten Brustwirbels.

Funktionen und allgemeine Verwendung
Reguliert die Leber. Kann bei Magenproblemen und Schluckbeschwerden verwendet werden.

Blase 48
Befindet sich 3 cun lateral zu Du 7, auf Höhe des unteren Randes des Dornfortsatzes des zehnten Brustwirbels.

Funktionen und allgemeine Verwendung
Reguliert die Gallenblase. Kann zur Behandlung von Bauchschmerzen und Gelbsucht verwendet werden.

Blase 49
Befindet sich 3 cun lateral zu Du 6, auf Höhe des unteren Randes des Dornfortsatzes des elften Brustwirbels.

Funktionen und allgemeine Verwendung
Reguliert die Verdauung. Kann zur Behandlung von Aufstoßen und schwieriger Verdauung verwendet werden.

Blase 50
Befindet sich 3 cun lateral zur Mittellinie, auf Höhe des unteren Randes des Dornfortsatzes des zwölften Brustwirbels.

Funktionen und allgemeine Verwendung
Reguliert die Verdauung.

Blase 51
Befindet sich 3 cun lateral von Du 5, auf Höhe des unteren Randes des Dornfortsatzes des ersten Lendenwirbels. Bitte beziehen Sie sich auf das obige Bild.

Funktionen und allgemeine Verwendung
Reguliert die Verdauung.

Blase 52
Befindet sich 3 cun lateral zu Du 4, auf Höhe des unteren Randes des Dornfortsatzes des zweiten Lendenwirbels.

Funktionen und allgemeine Verwendung
Stärkt die Nieren.

Blase 53
Befindet sich 3 cun lateral zur Mittellinie, auf Höhe des zweiten Sakralforamen posterior.

Funktionen und allgemeine Verwendung
Die Blase 53 stärkt den unteren Rücken, lindert Rückenschmerzen und reguliert das Wasserlassen. Könnte zur Behandlung von Schwierigkeiten beim Wasserlassen sowie zur Behandlung der Unfähigkeit zu urinieren verwendet werden.

Blase 54

Seitlich der Lücke des Kreuzbeins oder des Steißbeins, 3 cun lateral von Du 2. Dieser Punkt befindet sich auf dem unteren Rücken, bitte beachten Sie die größeren Blasen-Meridian-Bilder. Der Blasen-Meridian teilt sich, und eine Linie geht den hinteren Teil des Beins hinunter.

Funktionen und allgemeine Verwendung
Stärkt den unteren Rücken, um Schmerzen zu lindern.

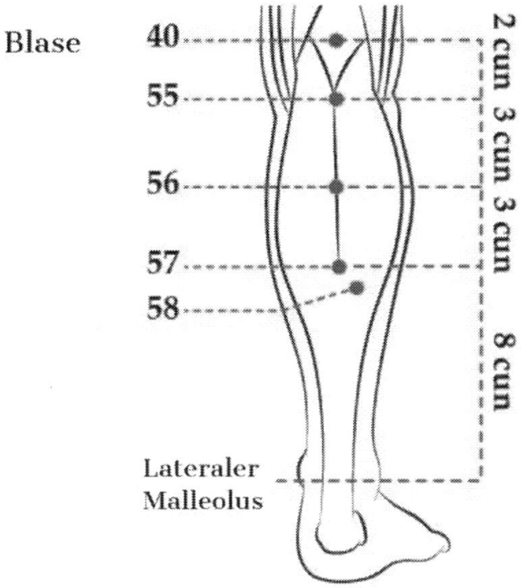

Blase 55
Befindet sich 2 cun unterhalb von Blase 40, hinter dem Knie.

Funktionen und allgemeine Verwendung
Behandelt Schmerzen im unteren Rückenbereich.

Blase 56
Befindet sich auf halbem Weg zwischen Blase 55 und 57, in der Mitte des Wadenmuskels (M. gastrocnemius).

Funktionen und allgemeine Verwendung
Blase 56 behandelt Schmerzen auf dem Blasenmeridian, um Rückenschmerzen zu lindern. Außerdem werden Fuß- und Fersenschmerzen behandelt.

Blase 57
Befindet sich direkt unterhalb des Wadenmuskels, an der Verbindungslinie zwischen Blase 40 und der Calcaneussehne, der Fersensehne, etwa 8 cun unterhalb von Blase 40.

Funktionen und allgemeine Verwendung
Blase 57 behandelt Schmerzen im unteren Rückenbereich, Fersen- und Wadenschmerzen. Behandelt auch Hämorrhoiden.

Blase 58
Befindet sich 7 cun direkt oberhalb von Blase 60, am hinteren Rand des Fibulaknochens, 1 cun unterhalb und seitlich von Blase 57.

Funktionen und allgemeine Verwendung
Behandelt Knöchelschmerzen und Hämorrhoiden.

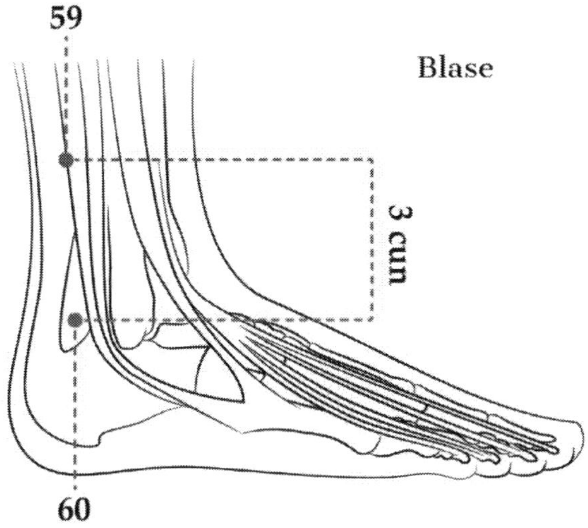

Blase 59
Befindet sich 3 cun direkt über Blase 60.

Funktionen und allgemeine Verwendung
Behandelt Schmerzen im unteren Rücken, Knöchel- und Beinschmerzen. Behandelt Rückenschmerzen, die mit der Unfähigkeit verbunden sind, nach dem Sitzen wieder aufzustehen.

Blase 60
In der Vertiefung zwischen dem Außenknöchel und der Calcaneussehne. Übersetzung: befindet sich zwischen dem Knöchel an der Außenseite und der Sehne an der Rückseite der Ferse.

Funktionen und allgemeine Verwendung
- Schmerzen im Knöchel
- Kinder-Krämpfe
- Kopfschmerzen am Hinterkopf, okzipitale Kopfschmerzen
- Schmerzen in der Ferse
- Geburtseinleitung, sollte nicht während der Schwangerschaft angewendet werden
- Schmerzen im unteren Rückenbereich

- Unterschenkellähmung
- Nackenschmerzen
- Schmerzen in der Fußsohle
- Reguliert den Blasen-Meridian, um Schmerzen auf dem Meridian zu lindern
- Entspannt die Sehnen
- Schmerzen im Kreuzbein
- Ischias
- Anfälle
- Schwere, plötzlich auftretende Rückenschmerzen, die das Gehen erschweren
- Schwindel

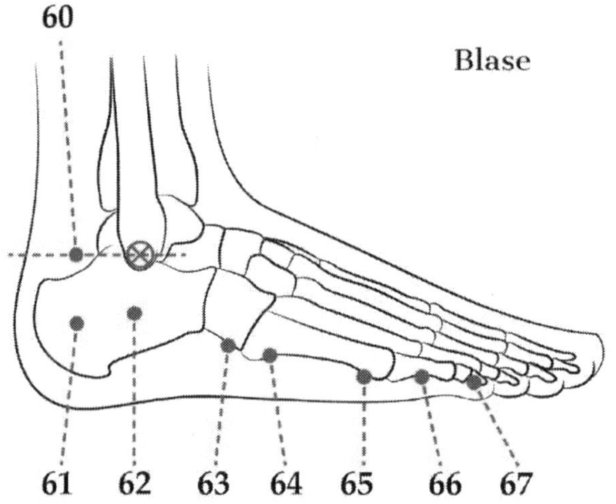

Blase 61

Direkt unterhalb von Blase 60, in der Vertiefung des Fersenbeins am Übergang von roter und weißer Haut.

Funktionen und allgemeine Verwendung

Behandelt Schmerzen im unteren Rückenbereich, Fußatrophie, Fersenschmerzen und Fallfuß.

Blase 62
In der Vertiefung direkt unterhalb des lateralen Malleolus.

Funktionen und allgemeine Verwendung
Beruhigt den Geist, behandelt Schmerzen im unteren Rückenbereich und entspannt die Sehnen, um die Schmerzen zu lindern. Behandelt Hemiplegie, steifen Nacken, Epilepsie und Knöchelschmerzen.

Blase 63
Vor und hinter der Blase 62, in der Vertiefung seitlich des Quader-Knochens.

Funktionen und allgemeine Verwendung
Behandelt akute Rückenschmerzen. Behandelt Kinderkrämpfe oder Krampfanfälle.

Blase 64
Unterhalb der Tuberositas des fünften Mittelfußknochens, am Übergang von roter und weißer Haut.

Funktionen und allgemeine Verwendung
Beruhigt den Geist, behandelt Nackensteifheit und Nackenschmerzen sowie Schmerzen im unteren Rücken.

Blase 65
Hinter dem Kopf des fünften Mittelfußknochens, am Übergang von roter und weißer Haut.

Funktionen und allgemeine Verwendung
Behandelt Schmerzen im unteren Rückenbereich, Kopfschmerzen, Nackensteifheit und verschwommenes Sehen.

Blase 66
In der Vertiefung vor dem Großzehengrundgelenk (Metatarsophalangealgelenk). Übersetzung: Dort, wo die Zehenknochen mit den Fußknochen verbunden sind.

Funktionen und allgemeine Verwendung
Beruhigt den Geist, behandelt Nackensteifheit und Schmerzen.

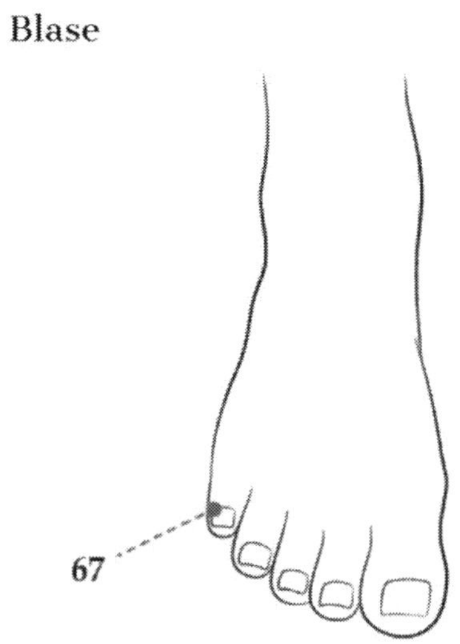

Blase 67
Auf der lateralen Seite der kleinen Zehe, etwa 0,1 cun von der Zehnagelecke.

Funktionen und allgemeine Verwendung
Dreht den Fötus um und beschleunigt die Wehen. Dieser Punkt ist sehr berühmt, um ein Baby in Steißlage zu drehen. Er wird im Allgemeinen mit Moxibustion behandelt. Bei der Moxibustion wird das Kraut Beifuß, Artemisia vulgaris, über der Haut verbrannt. Blase 67 wird auch zur Behandlung von Kopfschmerzen und Nebenhöhlenverstopfung aufgeführt, aber es ist sehr beliebt, Babys in Steißlage zu drehen.

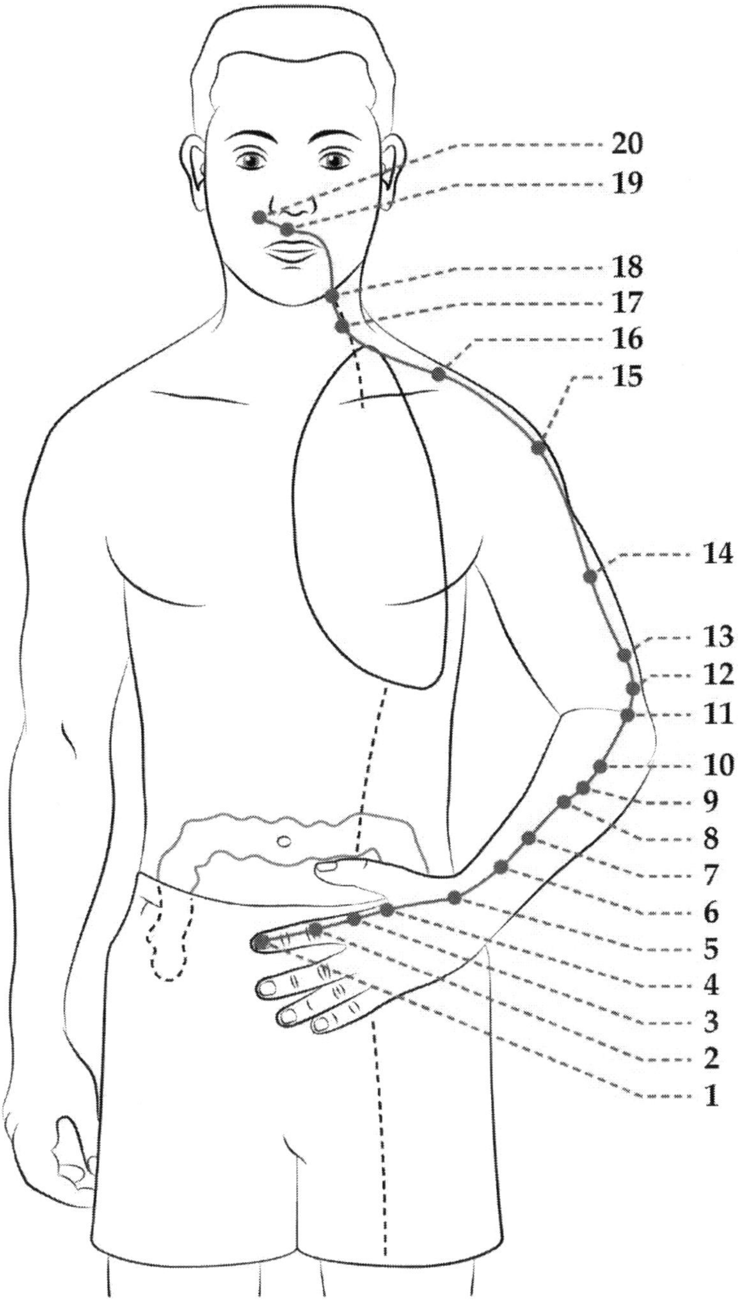

Dickdarm-Meridian

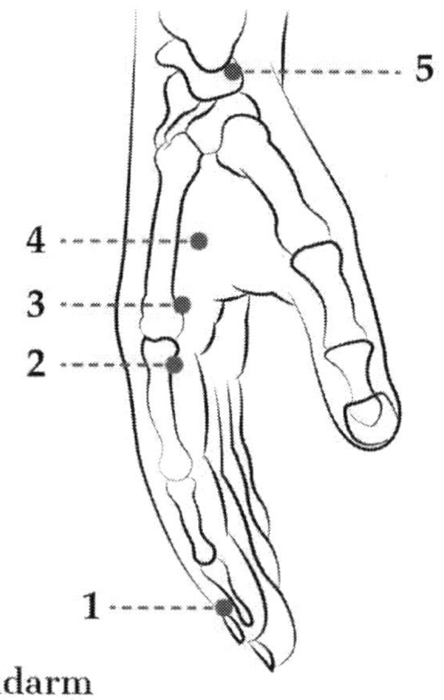

Dickdarm

Dickdarm 1
Auf der Seite der Speiche am Zeigefinger, etwa 0,1 cun hinter der Fingernagelecke.

Funktionen und allgemeine Verwendung
Belebt das Bewusstsein und lindert Halsschmerzen durch Befeuchtung des Rachens. Kann zur Behandlung von Zahnschmerzen, Halsschmerzen und Mandelentzündung verwendet werden.

Dickdarm 2
Auf der Seite der Speiche am Zeigefinger, distal der metakarpalen phalangealen Verbindung (Verbindung zwischen Mittelhandknochen und Fingerglied), am Übergang der roten und weißen Haut. Die rote und weisse Haut befindet sich direkt unterhalb des Knochens. Der Punkt wird mit leicht gebeugtem Finger lokalisiert.

Funktionen und allgemeine Verwendung
Behandelt Erkältung und Grippe, Gesichtslähmung, Trigeminusneuralgie (Gesichtslähmung), Kopfschmerzen, Veränderung des Auges und des Mundes, Zahnschmerzen und Halsschmerzen.

Dickdarm 3
Auf der Seite der Speiche am Zeigefinger. Machen Sie eine lockere Faust, der Punkt liegt in der Vertiefung proximal zum Kopf des zweiten Mittelhandknochens.

Funktionen und allgemeine Verwendung
Behandelt Erkältung und Grippe, Trigeminusneuralgie, Zahnschmerzen, Mandelentzündung und Halsschmerzen. Behandelt plötzliche Nackensteifheit und Schmerzen. Aus einer Quelle geht hervor, dass es bei den meisten Kopfschmerztypen sehr wirksam ist. Ich würde Dickdarm 3 und 4 kombinieren, um Kopfschmerzen mit Akupressur zu behandeln.

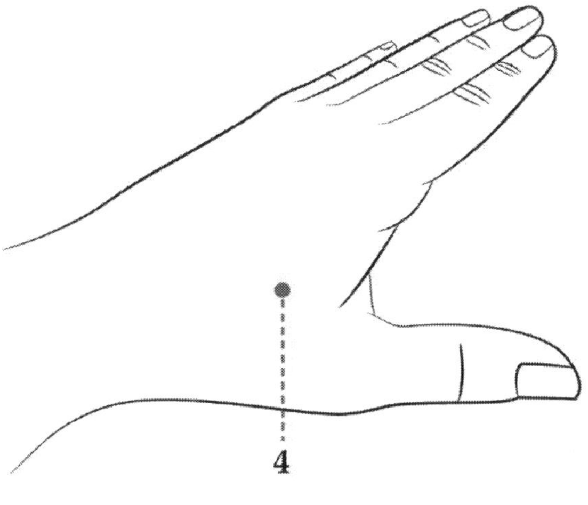

Dickdarm

Dickdarm 4
Zwischen dem ersten und zweiten Mittelhandknochen, in der Mitte des zweiten Mittelhandknochens, auf der Seite der Speiche.

Funktionen und allgemeine Verwendung

- Allergien
- Schmerzen im Arm
- Erkältung und Grippe
- Verstopfung
- Gehörlosigkeit
- Ohrinfektionen
- Schmerzen in der Hand
- Kopfschmerzen
- Nesselsucht
- Verursacht Wehen (es sollte nicht während der Schwangerschaft angewendet werden)
- Nasenbluten
- Reguliert das Schwitzen
- Reguliert das Gesicht - kann alle Gesichtsstörungen behandeln
- Reguliert das Immunsystem
- Reguliert die Lunge
- Verstopfung der Nasennebenhöhlen
- Halsschmerzen
- Zahnschmerzen, Unterkiefer
- Behandelt die Augen, Nase, Mund und Ohren

Dies ist einer der am häufigsten verwendeten Punkte am Körper. Er wird zur Behandlung aller Probleme am Kopf verwendet. Er wird oft mit Leber 3 kombiniert, um den Körper stark zu entspannen und die Energiezirkulation auszugleichen sowie Schmerzen überall im Körper zu lindern. Diese Behandlung wird „Vier Tore“ genannt.

Dickdarm 4 ist unentbehrlich zur Behandlung von Allergien, Erkältungen und Grippe. Kombinieren Sie ihn mit Dickdarm 11, Magen 36 und Magen 40. Alle zwei Stunden behandeln. Es stärkt das Immunsystem, so dass Ihr Körper Viren beseitigen kann. Es behandelt Allergien, indem es das Immunsystem reguliert und stärkt, so dass Ihr Körper nicht mehr überreagiert. Dies ist die erste Wahl bei der Akupressur zur Behandlung von Kopfschmerzen. Akupressur ist in diesem Punkt sehr wirksam.

Dickdarm 5
Auf der Daumenseite des Handgelenks. Zwischen den Sehnen des langen und kurzen Extensor pollicis (Daumenstrecker). Zu lokalisieren mit nach oben geneigtem Daumen.

Funktionen und allgemeine Verwendung
Behandelt Erkältungen und Grippe, Nesselsucht, Zahnschmerzen, Hals- und Handgelenkschmerzen und beruhigt den Geist.

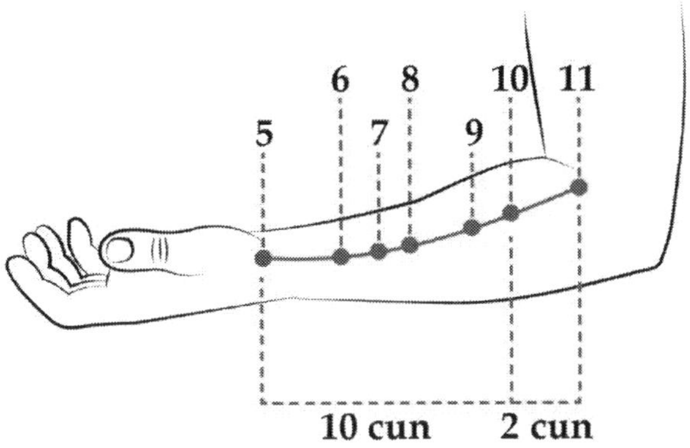

Dickdarm

Dickdarm 6
Befindet sich 3 cun von Dickdarm 5 entfernt, auf der Verbindungslinie zwischen Dickdarm 5 und Dickdarm 11.

Funktionen und allgemeine Verwendung
Klärt Hitze oder Entzündungen. Kann zur Behandlung von Tinnitus, Gesichtslähmung und Mandelentzündung verwendet werden.

Dickdarm 7
Befindet sich 5 cun oberhalb von Dickdarm 5, auf der Verbindungslinie zwischen Dickdarm 5 und Dickdarm 11.

Funktionen und allgemeine Verwendung
Regelt den Dickdarm. Behandelt Bauchschmerzen und Völlegefühl, Aufstoßen, Kopfschmerzen und Halsschmerzen.

Dickdarm 8
Befindet sich 8 cun oberhalb von Dickdarm 5, auf der Verbindungslinie zwischen Dickdarm 5 und 11.

Funktionen und allgemeine Verwendung
Regelt den Dünndarm. Kann zur Behandlung von Bauchschmerzen, Kopfschmerzen und Schmerzen im Ellbogen verwendet werden.

Dickdarm 9
Befindet sich 3 cun unterhalb von Dickdarm 11, auf der Verbindungslinie zwischen Dickdarm 5 und 11.

Funktionen und allgemeine Verwendung
Regelt den Dickdarm. Kann zur Behandlung von Schmerzen in der Schulter und im Ellbogen eingesetzt werden.

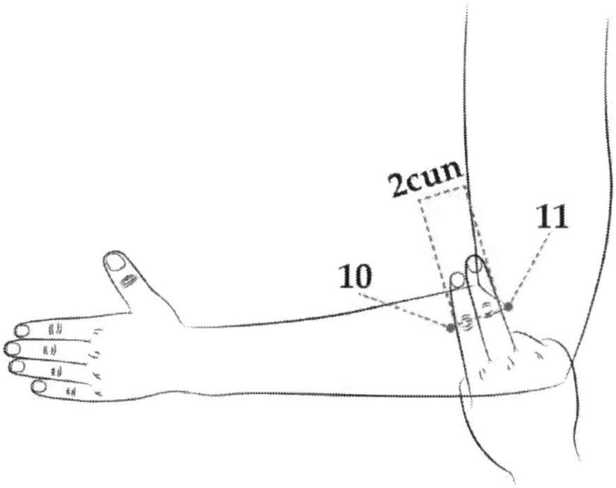

Dickdarm

Dickdarm 10
Befindet sich 2 cun von Dickdarm 11 entfernt, auf der Verbindungslinie zwischen Dickdarm 5 und 11.

Funktionen und allgemeine Verwendung

- Armatrophie
- Schmerzen im Arm
- Halbseitenlähmung
- Verdauungsstörungen
- Reguliert den Darm
- Reguliert den Magen
- Schulterschmerzen
- Zahnschmerzen
- Behandelt Armlähmungen nach einem Schlaganfall durch starke Stimulation der Zirkulation im Dickdarm-Meridian

Dickdarm 10 wird häufig zur Verbesserung der Durchblutung im Arm eingesetzt. Er kann mit anderen Punkten auf dem Meridian wie Dickdarm 4, 11 und 15 kombiniert werden, um einen gesunden Blutfluss im Arm wiederherzustellen. Die Kombination von Punkten auf einem

Meridian ist eine gängige Methode zur Wiederherstellung der Durchblutung. Die Verwendung eines Punktes allein reicht oft nicht aus, um das Problem zu behandeln. Eine starke Stimulation dieses Punktes kann den Händen spürbare Wärme zuführen, wenn sie sich kalt anfühlen oder die Durchblutung beeinträchtigt ist.

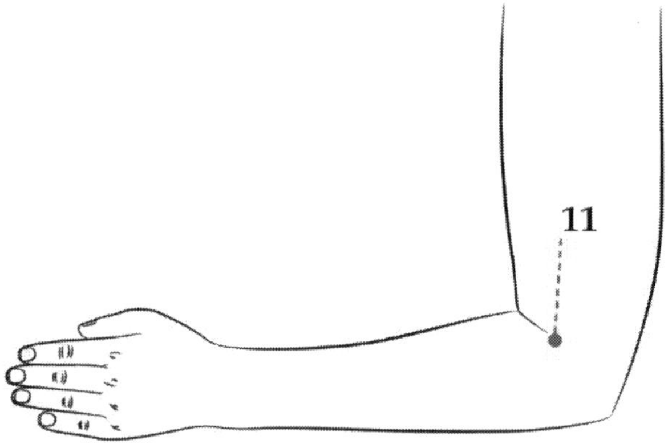

Dickdarm

Dickdarm 11

Auf halbem Weg zwischen der Ellenbogenbeuge und dem Ellenbogen gelegen. Lokalisierung des Punktes mit angewinkeltem Arm, wie in der Abbildung gezeigt.

Funktionen und allgemeine Verwendung

- Allergien
- Armatrophie nach einem Schlaganfall, kombiniert mit Dickdarm 4, 10 und 15
- Taubheit der Arme
- Schmerzen im Arm
- Erkältung und Grippe
- Verstopfung - sie reguliert und befeuchtet den Dickdarm
- Ekzeme
- Schmerzen im Ellbogen
- Senkung des Fiebers

- Hitzschlag
- Gürtelrose (Herpes zoster)
- Hoher Blutdruck
- Nesselsucht
- Juckreiz
- Schmerz auf dem Dickdarm-Meridian
- Schuppenflechte (Psoriasis)
- Ausschläge
- Reguliert die Lunge
- Schmerzen in der Schulter
- Steifheit der Schulter
- Hauterkrankungen aller Art
- Halsschmerzen
- Stärkt das Immunsystem

Medizinische Anmerkungen

Aus der Länge dieser Liste können Sie entnehmen, dass Dickdarm 11 ein wichtiger Punkt ist. Es klärt Hitze aufgrund vieler Ursachen, also behandelt es durch Hitze verursachte Hautkrankheiten, das heißt entzündliche Hautkrankheiten. Es wird mit Dickdarm 4, Magen 36 und Magen 40 kombiniert, um Erkältungen und Grippe zu bekämpfen. Es wird mit Dickdarm 4 kombiniert, um Allergien zu behandeln. Es wird mit Dickdarm 4, Milz 6 und Leber 3 kombiniert, um Nahrungsmittelallergien zu behandeln. Diese Punktkombination hilft, das Immunsystem auszubalancieren, damit es auf Substanzen nicht überreagiert.

Ich hatte einmal eine Patientin, die sehr krank war, aber sie weigerte sich, einen Arzt aufzusuchen. Sie war rot und sehr heiß und zeigte Anzeichen eines Deliriums. Ich vermutete, dass sie dehydriert war und nicht in der Lage war, rational zu denken. Ich setzte Dickdarm 11 ein, um ihr Fieber schnell zu senken, und bat ihren Mann, einen Krankenwagen zu rufen.

Dieser Punkt ist bei der Behandlung mit Akupressur sehr wirksam. Ich empfehle, mit dem Daumen tief genug zu drücken. Im Grunde werden Sie am Ende der Ellenbogenbeuge eindrücken.

Dickdarm 11 ist der wichtigste Punkt, der bei Verstopfung eingesetzt wird. Es kann mit Magen 36 kombiniert werden, um den Darm zu regulieren. Sie können auf beide Ellenbogen gleichzeitig oder abwechselnd für jeweils fünf Minuten drücken. Ich verwende diesen Punkt auch zur Behandlung von Patienten, die am Bauch operiert wurden. Dickdarm 11 reguliert den Darm, wodurch die normale Darmfunktion nach der Operation wiederhergestellt wird. Die Operation stört die normale Darmfunktion, weil die Nerven durchtrennt werden.

Dickdarm 11 wird oft in Kombination mit anderen Punkten am Arm eingesetzt, wie z.B. Dickdarm 4, 10 und 15, um die Funktion des Armes nach einem Schlaganfall oder nachdem der Arm gebrochen oder verletzt wurde, wiederherzustellen.

Dieser Punkt kann zur Behandlung von Darmproblemen bei Säuglingen verwendet werden. Er lindert schnell Verstopfung sowie Unregelmäßigkeiten der Darmfunktion. Säuglinge reagieren schnell auf Akupressur.

Dickdarm 12
Befindet sich 1 cun über Dickdarm 11.

Funktionen und allgemeine Verwendung
Kann zur Behandlung von Schmerzen im Arm und Ellbogen verwendet werden.

Dickdarm 13
Befindet sich 3 cun über Dickdarm 11.

Funktionen und allgemeine Verwendung
Kann bei Schmerzen in Arm und Ellbogen eingesetzt werden.

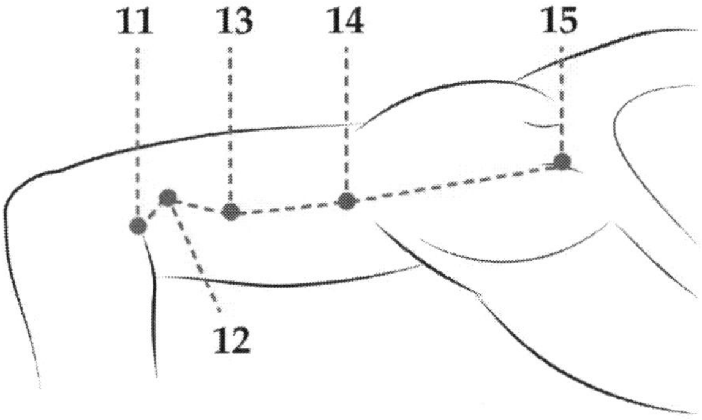

Dickdarm

Dickdarm 14
Befindet sich 7 cun über Dickdarm 11.

Funktionen und allgemeine Verwendung
Kann zur Behandlung von Schmerzen in Schulter und Arm sowie von Augenerkrankungen wie Bindehautentzündung eingesetzt werden.

Dickdarm 15
Befindet sich vor und unterhalb des Schlüsselbeingelenks („Acromioclaviculargelenk"), wo sich Ihr Schlüsselbein mit Ihrer Schulter verbindet, am Ursprung des Deltamuskels.

Funktionen und allgemeine Verwendung
Wird häufig zur Behandlung von Schulterschmerzen verwendet. Es kann in Kombination mit Dickdarm 4 und 11 zur Behandlung von Schmerzen oder Atrophie im Arm verwendet werden. Durch die Kombination von Dickdarm 4, 11 und 15 wird der Dickdarm-Meridian am Arm aktiviert, die Armfunktion sehr effektiv wiederherstellt. Dies kann auch zur Wiederherstellung nach einem Schlaganfall verwendet werden.

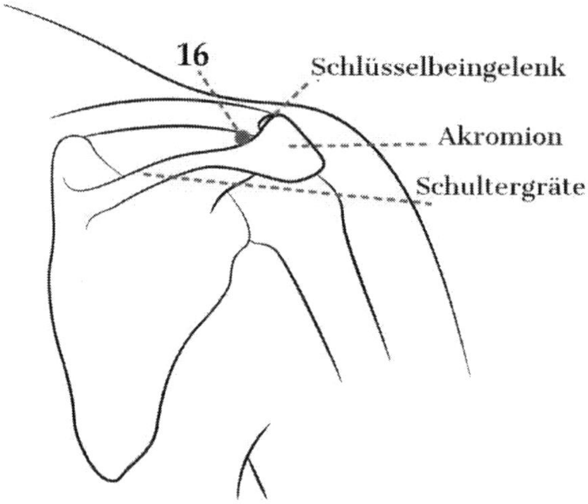

Dickdarm

Dickdarm 16

Befindet sich auf der Rückseite der Schulter, in der Vertiefung zwischen dem akromialen Ende des Schlüsselbeins und der Schultergräte beim Schulterblatt.

Funktionen und allgemeine Verwendung

Kann bei Schmerzen in der Schulter verwendet werden.

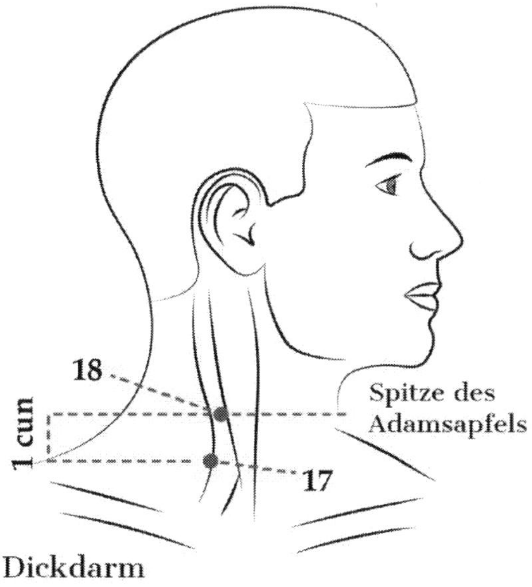

Dickdarm 17
Auf der lateralen Seite des Halses, 1 cun unterhalb von Dickdarm 18, am hinteren Rand des Kopfwendermuskels (M. sternocleidomastoideus).

Funktionen und allgemeine Verwendung
Behandelt die Stimme und den Rachen, wird aber aufgrund der Position nur selten angewendet.

Dickdarm 18
Auf der lateralen Seite des Halses, auf Höhe der Spitze des Adamsapfels, zwischen dem Sternum-Kopf und dem Schlüsselbeinkopf des Kopfwendermuskels.

Funktionen und allgemeine Verwendung
Behandelt die Stimme und den Rachen, wird aber aufgrund der Position nur selten angewendet.

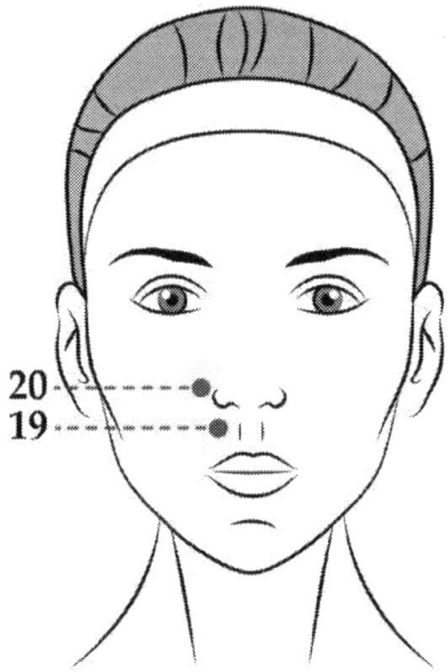

Dickdarm

Dickdarm 19
Befindet sich unterhalb des Nasenlochs, 0,5 cun seitlich der Mittellinie.

Funktionen und allgemeine Verwendung
Öffnet die Nasennebenhöhlen, um eine Nebenhöhlenverstopfung und die Unfähigkeit zu riechen zu behandeln. Es ist auch zur Behandlung von Mundabweichungen und der Bell-Lähmung (Gesichtslähmung) angezeigt.

Dickdarm 20
Befindet sich an der Nasolabialfurche, auf Höhe des Mittelpunktes der seitlichen Nasenlochkante.

Funktionen und allgemeine Verwendung
- Verlust des Geruchssinns
- Mundabweichung, d.h. wenn der Mund aufgrund einer Bell'schen Lähmung oder anderer Nervenleiden krumm ist
- Nasenpolypen
- Nasenbluten
- Öffnet die Nasennebenhöhlen

- Nebenhöhlen-Kopfschmerzen
- Trigeminusneuralgie (Gesichtsneuralgie)

Dickdarm 20 wird die Nasennebenhöhlen öffnen, um den Druck auf die Nasennebenhöhlen und die Kopfschmerzen zu lindern. Er behandelt den Verlust des Geruchssinns, indem er die Nebenhöhlen öffnet und die normale Zirkulation wiederherstellt. Mundabweichung und Trigeminusneuralgie werden durch die Wirkung behandelt, die dieser Punkt auf die lokalen Nerven hat. Wie bei jeder Akupunktur wird eine gesunde Nervenfunktion und -zirkulation wiederhergestellt, wodurch zahlreiche Probleme in dem betroffenen Bereich behandelt werden.

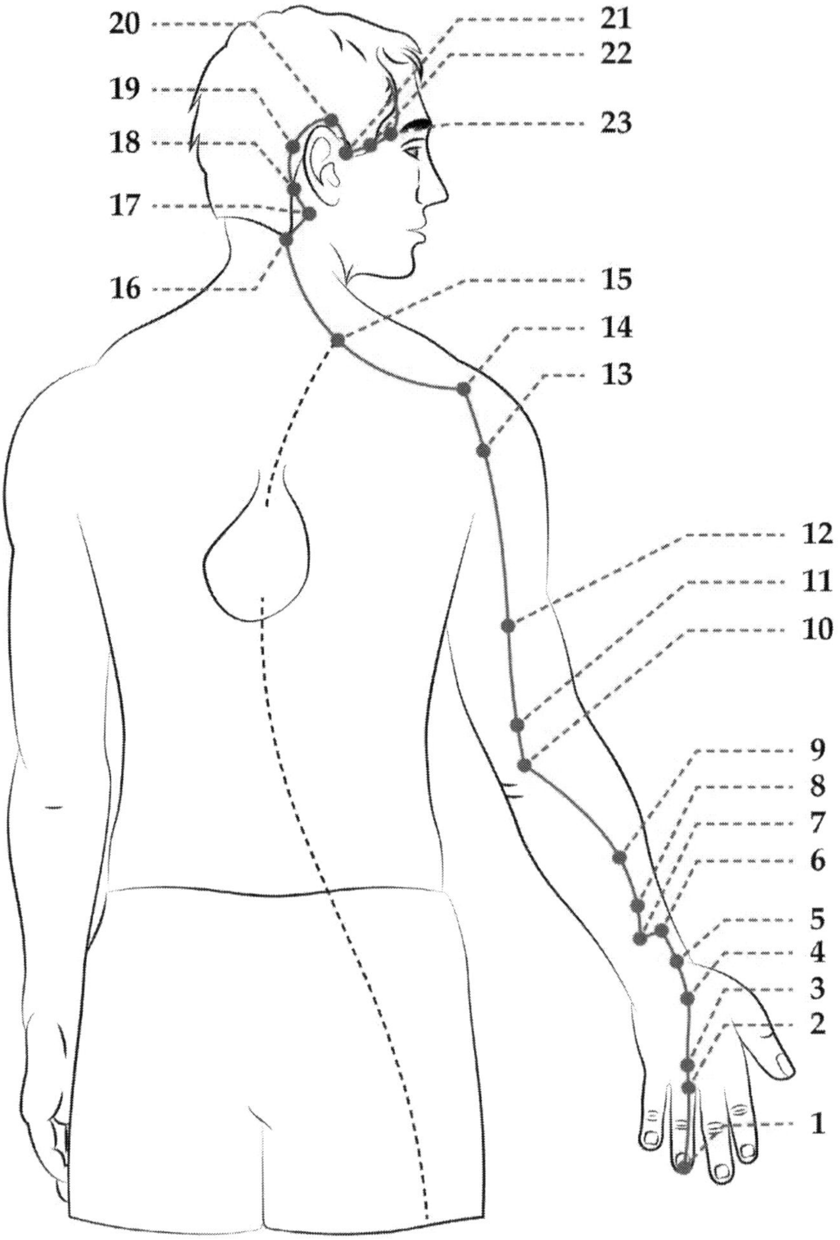

Dreifacher-Erwärmer-Meridian

Der Dreifacher-Erwärmer-Meridian wird auch als San-Jiao-Meridian bezeichnet. Das Konzept des Dreifachen Erwärmers ist die alte Betrachtungsweise der Energieproduktion im Körper. Es gibt drei Erwärmer, den oberen, mittleren und unteren Brenner.

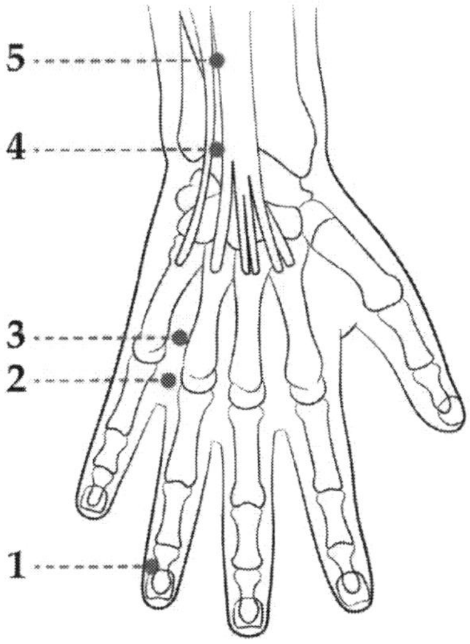

Dreifacher Erwärmer

Dreifacher Erwärmer 1

Befindet sich oben auf dem Ringfinger, an der Ecke des Fingernagels, 0,1 cun von der Ecke.

Funktionen und allgemeine Verwendung

Wohltuend für Ohren und Zunge, behandelt Schmerzen auf dem Dreifachen-Erwärmer-Meridian. Kann bei Tinnitus, Taubheit, Ohrenschmerzen und Schmerzen an der Zungenwurzel angewendet werden.

Dreifacher Erwärmer 2

Zwischen dem Ring- und den kleinen Fingern, 0,5 cun von dem Zwischenfingerrand an der Hand.

Funktionen und allgemeine Verwendung
Hilft den Ohren, behandelt Schmerzen auf dem Dreifachen-Erwärmer-Meridian. Behandelt Taubheit, Ohrenschmerzen, Kopfschmerzen, trockene Augen und Rachenschmerzen.

Dreifacher Erwärmer 3
Auf der Handoberseite, in der Vertiefung zwischen dem vierten und fünften Handknochen.

Funktionen und allgemeine Verwendung
Behandelt die Ohren, den Kopf und die Augen. Behandelt Schmerzen auf dem Dreifachen-Erwärmer-Meridian. Kann bei Tinnitus (Ohrenklingeln), Ohrblockaden und Ohrenschmerzen eingesetzt werden. Es gilt als einer der wichtigsten distalen Punkte zur Behandlung von Ohrstörungen, unabhängig von der Ursache.

Dreifacher Erwärmer 4
Am Handgelenk, in der seitlich der Sehne Extensor digitorum communis (gemeinsamer Fingerstrecker) gelegenen Vertiefung.

Funktionen und allgemeine Verwendung
Entspannt die Sehnen. Behandelt Arm-, Schulter- und Handgelenkschmerzen.

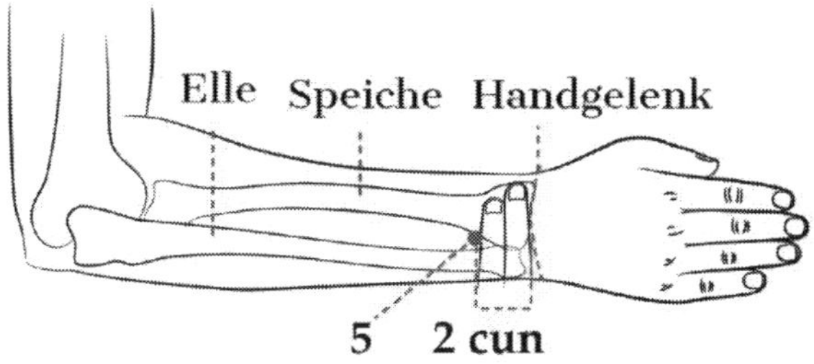

Dreifacher Erwärmer

Dreifacher Erwärmer 5
Befindet sich 2 cun oberhalb von Dreifacher Erwärmer 4, zwischen Speiche und Ellenknochen.

Funktionen und allgemeine Verwendung

- Allergien
- Wohltuend für Kopf und Ohren
- Erkältungen und Grippe
- Ohrenschmerzen
- Kopfschmerzen
- Hörbeeinträchtigung

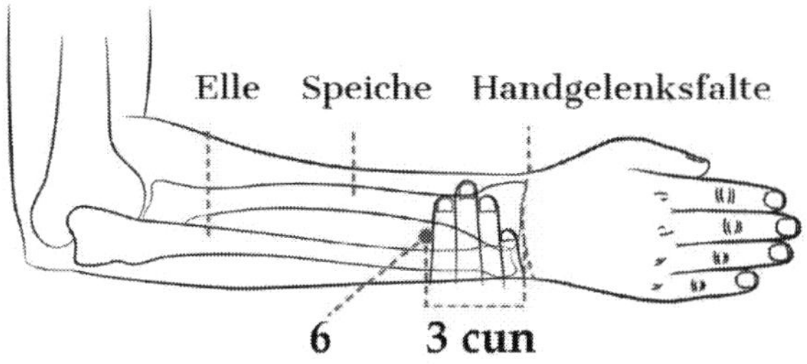

Dreifacher Erwärmer

Dreifacher Erwärmer 6
Befindet sich 3 cun von der Handgelenksfalte entfernt in der Vertiefung zwischen Elle und Speiche.

Funktionen und allgemeine Verwendung

- Wohltuend für die Stimme
- Verstopfung
- Öffnet den Darm
- Plötzlicher Stimmverlust
- Halsschmerzen
- Tinnitus

Der Dreifache Erwärmer 6 löst die Blockade auf und öffnet den Darm. Der Dreifache Erwärmer 6 wird bei schwerer Obstipation in Kombination mit anderen Punkten wie Dickdarm 11 und Magen 36 eingesetzt. Die gewählten Punkte hängen von der zugrunde liegenden Ursache des Problems ab.

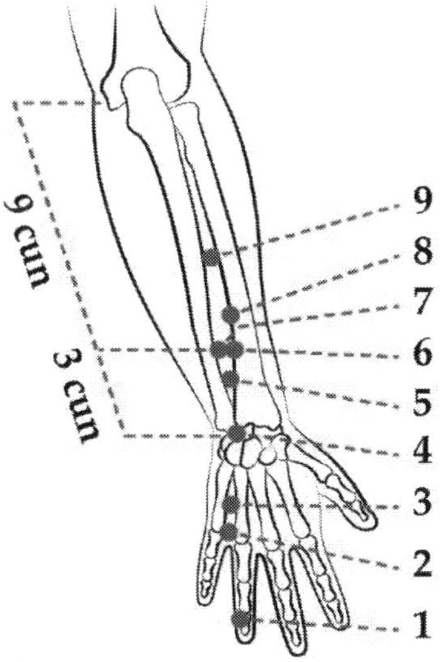

Dreifacher Erwärmer

Dreifacher Erwärmer 7

Befindet sich 3 cun von der Handgelenksfalte entfernt auf der Ellenseite in Höhe des Dreifachen Erwärmers 4.

Funktionen und allgemeine Verwendung

Ist gut für die Ohren. Behandelt Taubheit, Tinnitus und Armschmerzen.

Dreifacher Erwärmer 8

Befindet sich 4 cun von der Handgelenksfalte.

Funktionen und allgemeine Verwendung

Klärt die Meridiane und Sinnesöffnungen, um plötzliche Taubheit und Stimmverlust zu behandeln. Behandelt Hand- und Armschmerzen.

Dreifacher Erwärmer 9

Befindet sich 7 cun von der Handgelenksfalte in der Vertiefung zwischen Elle und Speiche.

Funktionen und allgemeine Verwendung
Wohltuend für Hals und Ohren. Wird bei plötzlichem Stimmverlust, plötzlicher Taubheit, Tinnitus und Zahnschmerzen verwendet.

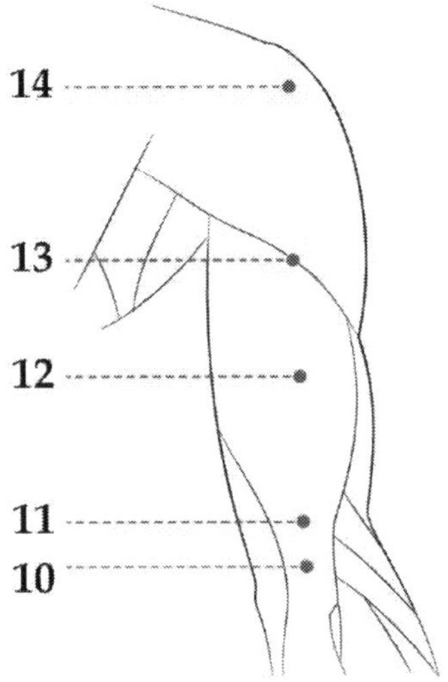

Dreifacher Erwärmer

Dreifacher Erwärmer 10
Befindet sich 1 cun vom Ellenbogen entfernt.

Funktionen und allgemeine Verwendung
Aktiviert den Meridian und lindert Schmerzen. Behandelt Atrophie und Taubheit des Arms.

Dreifacher Erwärmer 11
Befindet sich 1 cun vom Dreifachen Erwärmer 10.

Funktionen und allgemeine Verwendung
Behandelt Schmerzen im Ellenbogen und Arm.

Dreifacher Erwärmer 12
Befindet sich auf halbem Weg zwischen Dreifacher Erwärmer 10 und 14.

Funktionen und allgemeine Verwendung
Behandelt die Unfähigkeit, den Kopf zu drehen, Schmerzen in Schulter und Arm.

Dreifacher Erwärmer 13
Am hinteren Rand des Deltamuskels, auf zwei Dritteln der Strecke zwischen Dreifacher Erwärmer 10 und 14.

Funktionen und allgemeine Verwendung
Behandelt Schmerzen in der Schulter und im Arm.

Dreifacher Erwärmer 14
Befindet sich auf der Schulter, 1 cun unterhalb DD 15.

Funktionen und allgemeine Verwendung
Behandelt Schmerzen in der Schulter und im Arm.

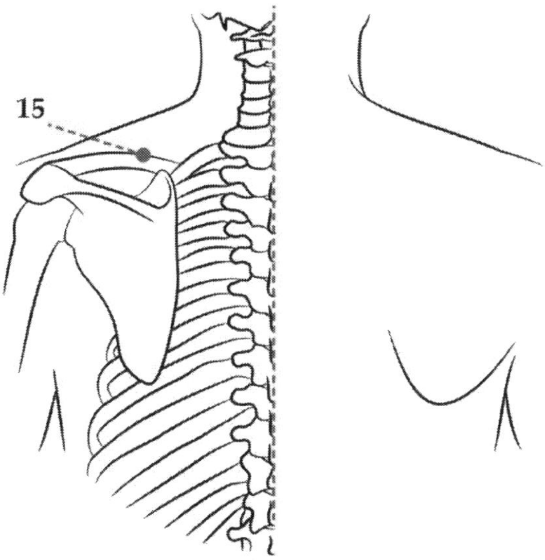

Dreifacher Erwärmer

Dreifacher Erwärmer 15
In der Fossa suprascapularis (oberer Schulterblattknochen), in der Vertiefung auf halbem Weg zwischen GB 21 und IT 13.

Funktionen und allgemeine Verwendung
Behandelt Schmerzen in Schulter und Ellenbogen.

Dreifacher Erwärmer 16
Am hinteren Rand des Kopfwendermuskels (Musculus sternocleidomastoideus).

Funktionen und allgemeine Verwendung
Wohltuend für Kopf und Hals. Bei plötzlicher Taubheit, Kopfschmerzen und verschwommenem Sehen. (Dieser Punkt befindet sich am Hals und wird nicht häufig verwendet).

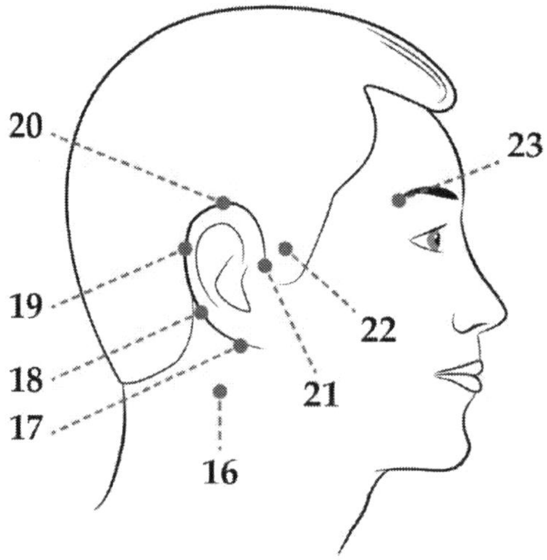

Dreifacher Erwärmer

Dreifacher Erwärmer 17
Befindet sich hinter dem Ohrläppchen, zwischen Kiefer- und Warzenfortsatz.

Funktionen und allgemeine Verwendung
Wohltuend für die Ohren, klärt die Hitze und lindert Schmerzen auf dem Meridian. Behandelt Taubheit, Juckreiz im Ohr, Rötung, Schmerz und Schwellung des Ohres, Ohrenschmerzen und Tinnitus. Behandelt Kiefersperre und Sehschwäche.

Dreifacher Erwärmer 18
Befindet sich im Zentrum des Warzenfortsatzes, am Übergang zwischen dem mittleren und unteren 1/3 der Kurve, die durch die Dreifacher Erwärmer 17 und 20 gebildet wird.

Funktionen und allgemeine Verwendung
Wohltuend für die Ohren. Wird bei Tinnitus, Taubheit und Ohrenschmerzen verwendet.

Dreifacher Erwärmer 19
Befindet sich hinter dem Ohr, an der Kreuzung des oberen und des mittleren 1/3 der Kurve, die durch die Dreifacher Erwärmer 17 und 20 gebildet wird.

Funktionen und allgemeine Verwendung
Behandelt die Ohren. Wird bei Taubheit, Tinnitus und Ohrenschmerzen verwendet.

Dreifacher Erwärmer 20
Befindet sich direkt über der Ohrspitze, die durch Vorwärtsfalten des Ohres gefunden wird.

Funktionen und allgemeine Verwendung
Wohltuend für Ohren und Zähne. Behandelt Tinnitus, Taubheit, Zahnschmerzen.

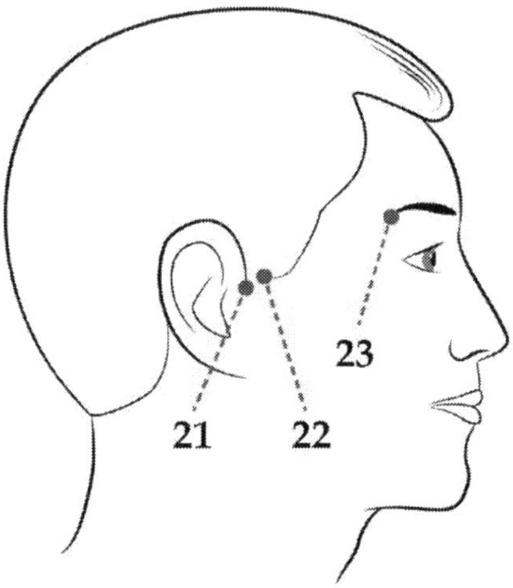

Dreifacher Erwärmer

Dreifacher Erwärmer 21

In der Vertiefung vor der supratragischen Kerbe und etwas höher als der Gelenkköpfchens des Unterkiefers. Ich weiß, das klingt verwirrend, aber der Dreifacher Erwärmer 21 befindet sich an der Ohrwurzel, wie auf dem Bild zu sehen.

Funktionen und allgemeine Verwendung

Behandelt die Ohren. Wird bei Tinnitus, Taubheit, Ohrenschmerzen verwendet. Es öffnet und reguliert die Ohren. Es stellt die normale Zirkulation in den Ohren wieder her, was Ohrstörungen heilt.

Dreifacher Erwärmer 22

Befindet sich 0,5 cun vor dem oberen Rand der Ohrwurzel.

Funktionen und allgemeine Verwendung

Behandelt Ohrenschmerzen und Tinnitus.

Dreifacher Erwärmer 23

In der Vertiefung am seitlichen Ende der Augenbraue.

Funktionen und allgemeine Verwendung

Wohltuend für die Augen. Behandelt verschwommenes Sehen, Augenrötung, Augenschmerzen und Gesichtslähmung.

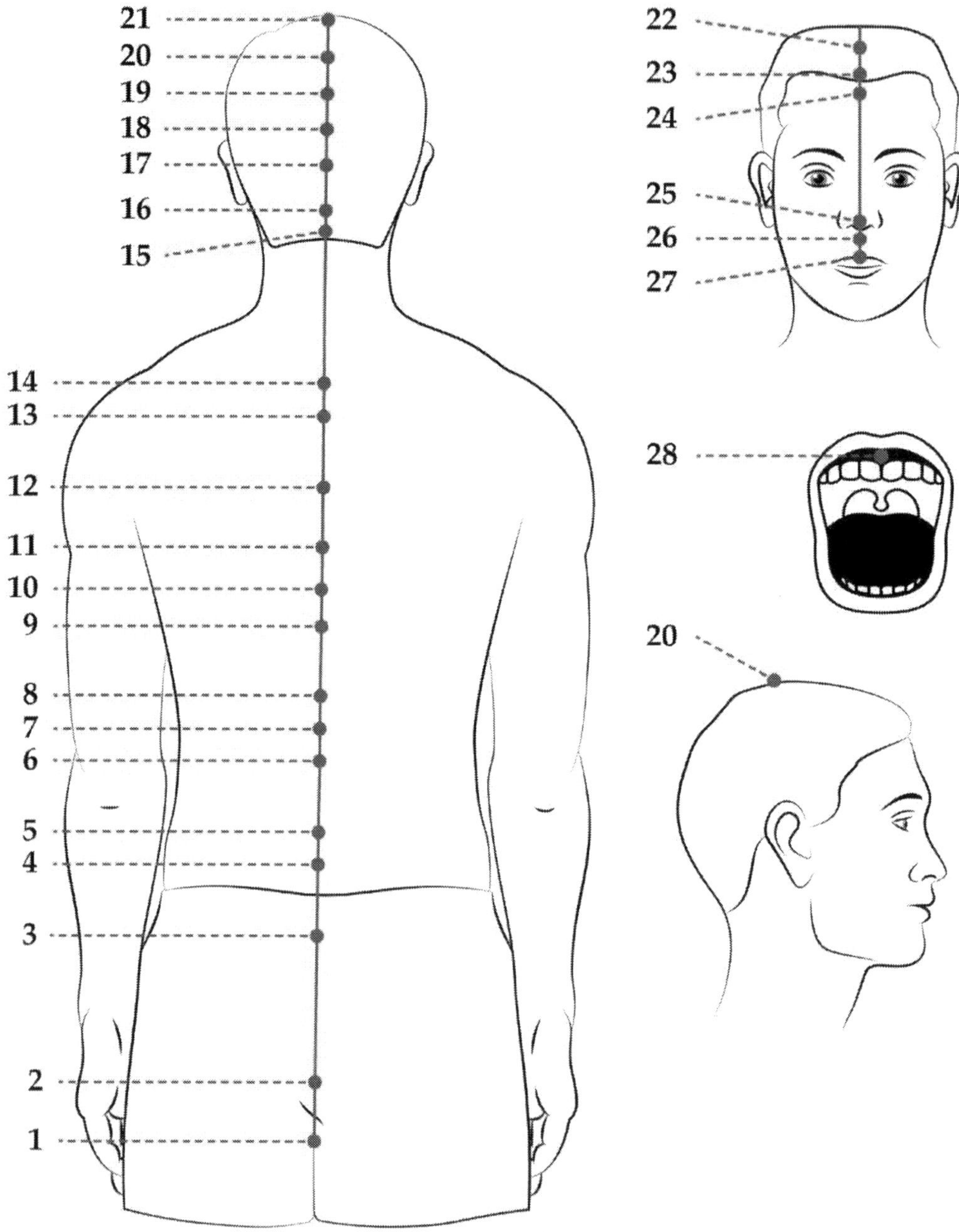

Du-Meridian – Lenkergefäß

Der Du-Meridian ist der chinesische Name für den Meridian, der entlang der Wirbelsäule verläuft. Er wird auch das Lenkergefäß genannt. Es wird am häufigsten mit dem chinesischen Namen bezeichnet, daher werde ich hier diese Bezeichnung verwenden.

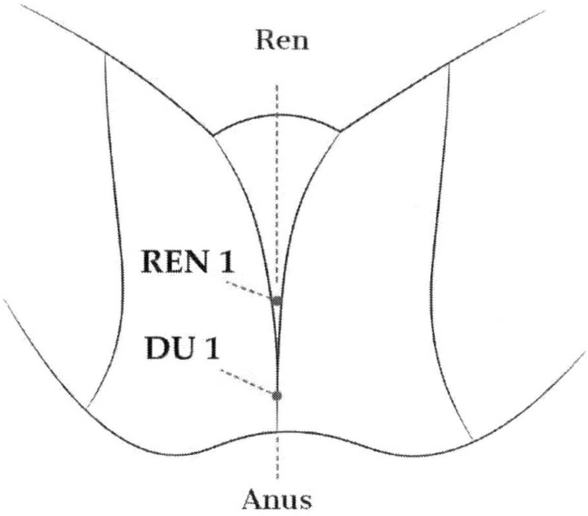

Du

Du 1

Befindet sich auf der Mittellinie (Wirbelsäule) auf halbem Weg zwischen der Spitze des Kreuzbeins (Steißbein) und dem Anus.

Funktionen und allgemeine Verwendung

Behandelt Hämorrhoiden, Rektumvorfall (Mastdarmvorfall) und Schmerzen im unteren Rückenbereich. Dieser Punkt kann in Notfällen eingesetzt werden, wenn eine Unfähigkeit zum Urinieren oder ein Harnverhalten vorliegt.

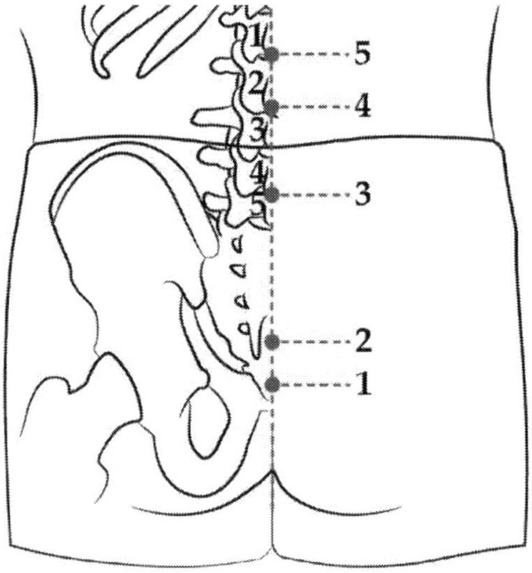

Du

Du 2

Befindet sich am sakralen Hiatus, einer Lücke auf dem Kreuzbein (Steißbein).

Funktionen und allgemeine Verwendung

Behandelt Schmerzen im unteren Rücken, Beinatrophie und Hämorrhoiden.

Du 3

Unterhalb des Dornfortsatzes des vierten Lendenwirbels.

Funktionen und allgemeine Verwendung

Stärkt die Nieren und behandelt den unteren Rücken und die Beine.

Du 4

Unterhalb des Dornfortsatzes des zweiten Lendenwirbels.

Funktionen und allgemeine Verwendung
Stärkt die Nieren, behandelt Schmerzen im unteren Rückenbereich, Inkontinenz und Nierenerkrankungen wie Nephritis. Dies wird häufig zur Behandlung von Schmerzen im unteren Rückenbereich eingesetzt.

Du 5
Unterhalb des Dornfortsatzes des ersten Lendenwirbels.

Funktionen und allgemeine Verwendung
Behandelt Schmerzen im unteren Rückenbereich.

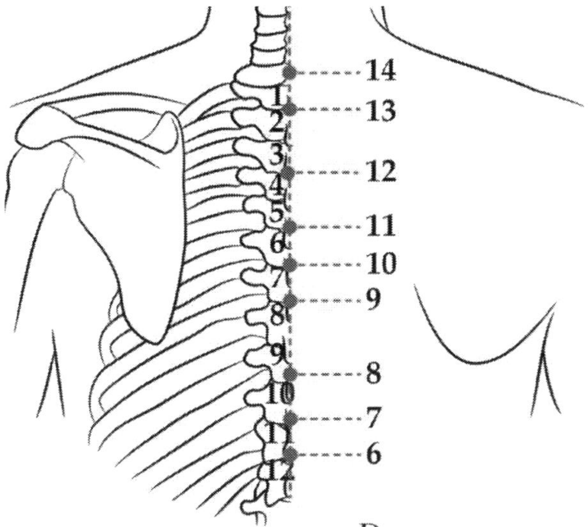

Du

Du 6
Unterhalb des Dornfortsatzes des elften Brustwirbels.

Funktionen und allgemeine Verwendung
Behandelt Schmerzen im unteren Rückenbereich.

Du 7
Unterhalb des Dornfortsatzes des zehnten Brustwirbels.

Funktionen und allgemeine Verwendung
Behandelt Schmerzen und Steifheit im unteren Rückenbereich.

Du 8
Unterhalb des Dornfortsatzes des neunten Brustwirbels.

Funktionen und allgemeine Verwendung
Behandelt Rückensteifheit und Epilepsie.

Du 9
Unterhalb des Dornfortsatzes des siebten Brustwirbels.

Funktionen und allgemeine Verwendung
Reguliert Leber und Gallenblase zur Behandlung von Erkrankungen wie Gelbsucht und Gallensteinen. Behandelt Schmerzen und Steifheit im Rücken. Verbessert die Durchblutung in der Brust.

Du 10
Unterhalb des Dornfortsatzes des sechsten Brustwirbels.

Funktionen und allgemeine Verwendung
Reguliert und öffnet die Zirkulation in der Brust zur Behandlung von Husten und Asthma. Behandelt Rücken- und Nackenschmerzen sowie Steifheit.

Du 11
Unterhalb des Dornfortsatzes des fünften Brustwirbels.

Funktionen und allgemeine Verwendung
Stärkt das Herz und beruhigt den Geist.

Du 12
Unterhalb des Dornfortsatzes des dritten Brustwirbels.

Funktionen und allgemeine Verwendung

Reguliert die Lungen und das Herz, beruhigt den Geist. Es öffnet den Blutkreislauf in der Brust und kann bei Asthma, Bronchitis, Husten und Keuchhusten eingesetzt werden.

Du 13

Unterhalb des Dornfortsatzes des ersten Brustwirbels.

Funktionen und allgemeine Verwendung

Stärkt das Immunsystem, reguliert die Lunge und vertreibt die Hitze (Entzündung) aus der Lunge. Behandelt Erkältung und Grippe sowie Nackensteifheit.

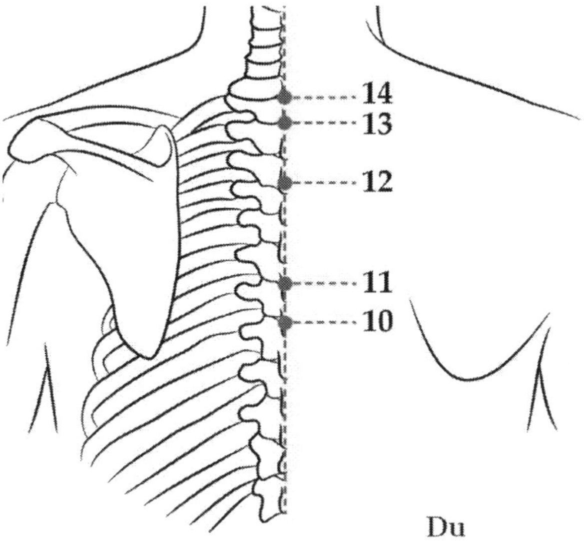

Du 14

Unterhalb des Dornfortsatzes des siebten Halswirbels.

Funktionen und allgemeine Verwendung

- Rückenschmerzen
- Beruhigt den Geist
- Klärt das Gehirn
- Erkältungen und Grippe
- Steifheit der Wirbelsäule im oberen Rücken und Nacken

An diesem Punkt kann Lungen-Hitze (Entzündung) behandelt werden. Er lindert Nackensteifheit, wenn man den Kopf nicht zur Seite drehen kann. Er wird auch zur Behandlung von Tuberkulose, Emphysemen (Lungenaufblähung) und Nesselsucht aufgeführt.

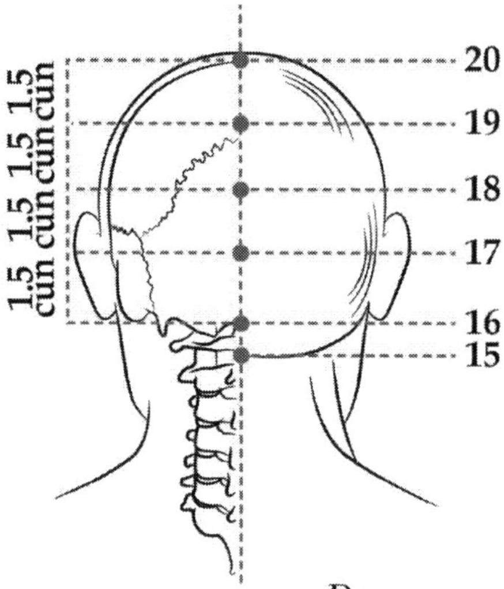

Du

Du 15

Eine halbe cun oberhalb des hinteren Haaransatzes, unterhalb des Dornfortsatzes des ersten Halswirbels. Sie befindet sich gegenüber der Zungenwurzel.

Funktionen und allgemeine Verwendung

Wohltuend für die Zunge. Es kann zur Behandlung von Sprachunfähigkeit nach einem Schlaganfall, Zungenversteifung und bei Nackenschmerzen eingesetzt werden.

Du 16

Befindet sich 1 cun oberhalb des hinteren Haaransatzes, in der Vertiefung unterhalb des EOP oder der externen okzipitalen Protuberanz. Übersetzung: Am Hinterkopf gibt es einen kleinen knöchernen Bereich, der sich wie ein Knoten anfühlt, das ist das EOP.

Funktionen und allgemeine Verwendung

Behandelt Nackenschmerzen und -steifheit.

Du 17

Befindet sich 1,5 cun oberhalb von Du 16, oberhalb des EOP oder der externen okzipitalen Protuberanz.

Funktionen und allgemeine Verwendung

Dieser Punkt wird „Gehirntür“ genannt. Er klärt das Gehirn und kommt den Augen zugute. Er kann zur Behandlung von verschwommenem Sehen und Tinnitus verwendet werden.

Du 18

Befindet sich 1,5 cun über Du 17, auf halbem Weg zwischen Du 16 und Du 20.

Funktionen und allgemeine Verwendung

Lindert Schmerzen bei Kopfschmerzen und beruhigt den Geist.

Du 19

Befindet sich 1,5 cun oberhalb von Du 18.

Funktionen und allgemeine Verwendung

Lindert Schmerzen und beruhigt den Geist.

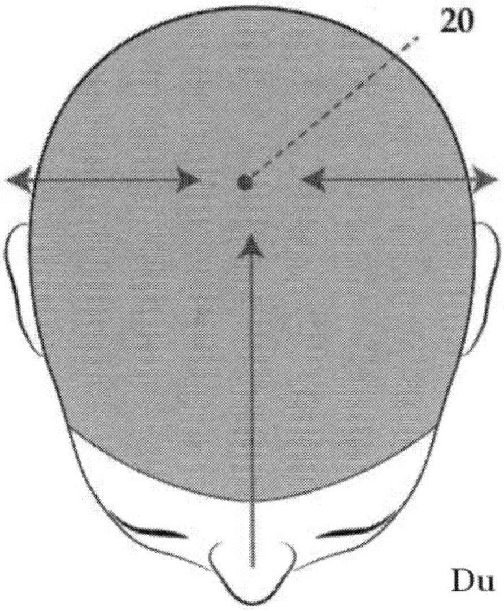

Wie der Du 20 zu finden ist

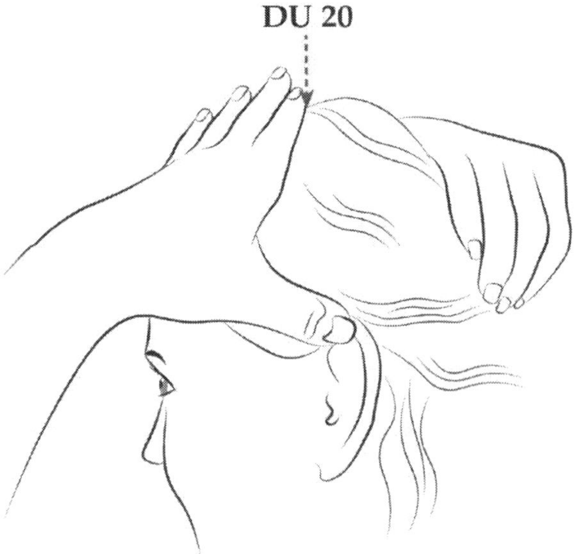

Du 20

Befindet sich 7 cun oberhalb der hinteren Haarlinie. Sie können Ihre Hände benutzen, um diesen Punkt zu lokalisieren. Legen Sie die Spitze Ihrer Daumen oben auf Ihre Ohren, und Ihre Fingerspitzen treffen sich oben auf Ihrem Kopf an der ungefähren Position von Du 20. Sie spüren eine leichte Einbuchtung an der Stelle.

Funktionen und allgemeine Verwendung

- Wohltuend für Kopf und Gehirn
- Beruhigt den Geist
- Verbessert die Konzentration
- Verbessert das Gedächtnis
- Schlaflosigkeit
- Öffnet die Nasennebenhöhlen zur Behandlung von Sinusblockaden
- Vorfall der Gebärmutter oder des Enddarms
- Er hebt die Energie an und senkt sie nach Bedarf ab, es reguliert die Zirkulation
- Stellt kollabierten Yang wieder her
- Belebt das Bewusstsein

Dieser Punkt kann sowohl zur Behandlung von Enddarmvorfall als auch von Gebärmuttervorfall verwendet werden. Er verbessert das Gedächtnis, indem er den Blutfluss zum Gehirn erhöht. Er öffnet die Nasennebenhöhlen zur Behandlung von Nasenverstopfungen, die Nebenhöhlenkopfschmerzen verursachen können. Kollabiertes Yang ist, wenn der Körper so schwach ist, dass die Person in Ohnmacht fällt oder bewusstlos wird.

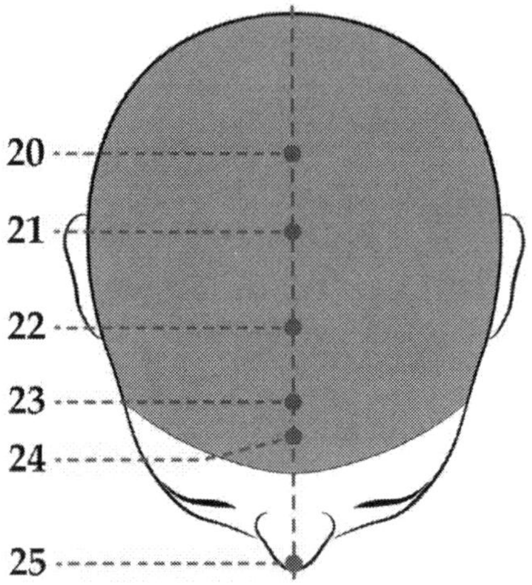

Du

Du 21
Befindet sich 1,5 cun vor dem Du 20.

Funktionen und allgemeine Verwendung
Kann zur Behandlung von verschwommenem Sehen und zur Nasenentleerung verwendet werden.

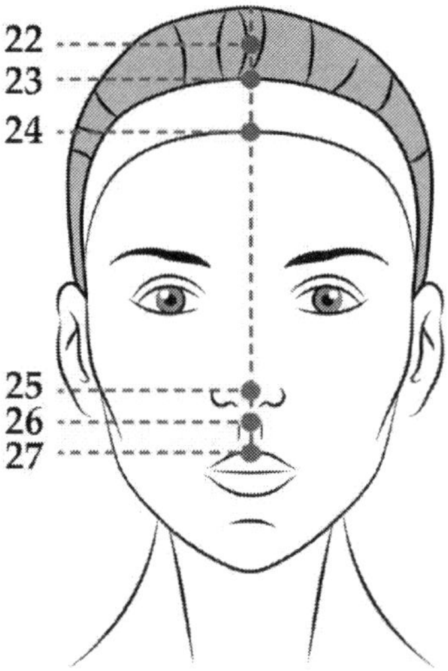

Du

Du 22
Befindet sich 3 cun vor Du 20.

Funktionen und allgemeine Verwendung
Hilft der Nase bei Nebenhöhlenverstopfung und -ausfluss.

Du 23
Befindet sich 1 cun oberhalb der vorderen Haarlinie.

Funktionen und allgemeine Verwendung
Macht die Nase frei, um Nasennebenhöhlenverstopfung, Nasennebenhöhlenentzündung, Nasenpolypen und die Unfähigkeit, schlechte Gerüche zu unterscheiden, zu lindern. Es behandelt auch Augenschmerzen und Kurzsichtigkeit.

Du 24
Befindet sich 0,5 cun oberhalb des vorderen Haaransatzes.

Funktionen und allgemeine Verwendung
Beruhigt den Geist und behandelt Nasenausfluss. Stimuliert laut Giovanni Maciocia das Gedächtnis.

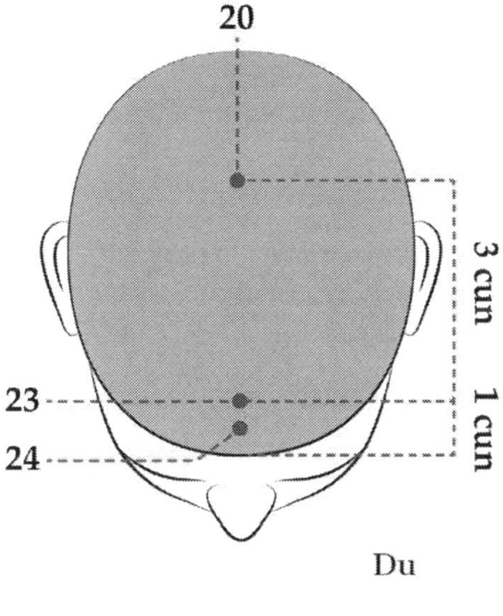

Du

Du 25
Auf der Nasenspitze.

Funktionen und allgemeine Verwendung
Wohltuend für die Nase, stellt das Bewusstsein wieder her.

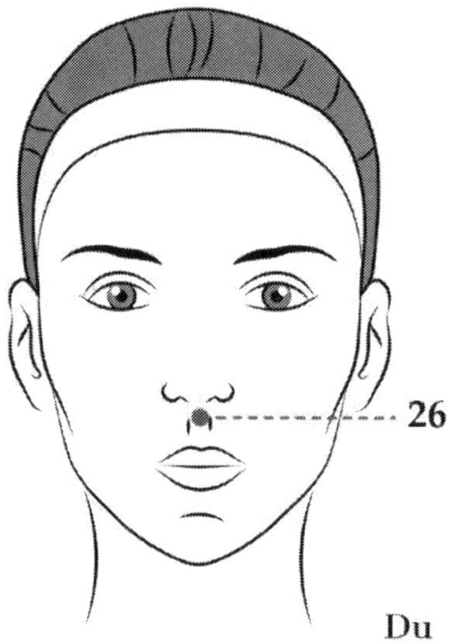

Du 26
Oberhalb der Oberlippe, auf der Mittellinie. Teilen Sie den Abstand zwischen der Oberlippe und dem Nasenrand in Drittel. Dieser Punkt befindet sich im oberen Drittel.

Funktionen und allgemeine Verwendung
- Akute Schmerzen im unteren Rückenbereich
- Beruhigt den Geist
- Reinigt die Nase, behandelt die Unfähigkeit, Gerüche zu unterscheiden
- Koma
- Kiefersperre
- Muskelkrämpfe
- Nasenbluten

- Reguliert die Wirbelsäule
- Wiederbelebungspunkt, belebt das Bewusstsein

Du 26 kann zur Behandlung einer Person nach einem Schlaganfall oder Anfall verwendet werden. Es stärkt den Rücken, um Rückenschmerzen zu lindern. Es kann verwendet werden, um die Nasennebenhöhlen zu öffnen, um eine verstopfte oder laufende Nase zu entlasten. Dieser Punkt ist der wichtigste Punkt zur Wiederherstellung des Bewusstseins nach einer Ohnmacht oder einem Schlaganfall. Er kann helfen, Ohnmachtsanfälle zu verhindern. Wenn Sie Akupressur anwenden, drücken Sie stark nach oben. Am besten funktioniert es mit dem Fingernagel oder der Daumenspitze.

Du 27
Befindet sich am oberen Rand der Oberlippe. Da Du 27 und Du 28 nicht häufig verwendet werden, habe ich sie nicht kleiner abgebildet. Sie können die Stelle auf dem Hauptmeridian-Bild sehen.

Funktionen und allgemeine Verwendung
Dieser Punkt wird nicht häufig verwendet. Er wird als Behandlung von steifen Lippen und Nasenbluten aufgeführt.

Du 28
Du 28 befindet sich innerhalb des Mundes, oberhalb der oberen Zähne, an der Grenze, wo das obere Zahnfleisch auf die Haut der Oberlippe trifft.

Funktionen und allgemeine Verwendung
Dieser Punkt wird nicht häufig verwendet. Er kann zur Behandlung von Zahnfleischerkrankungen verwendet werden.

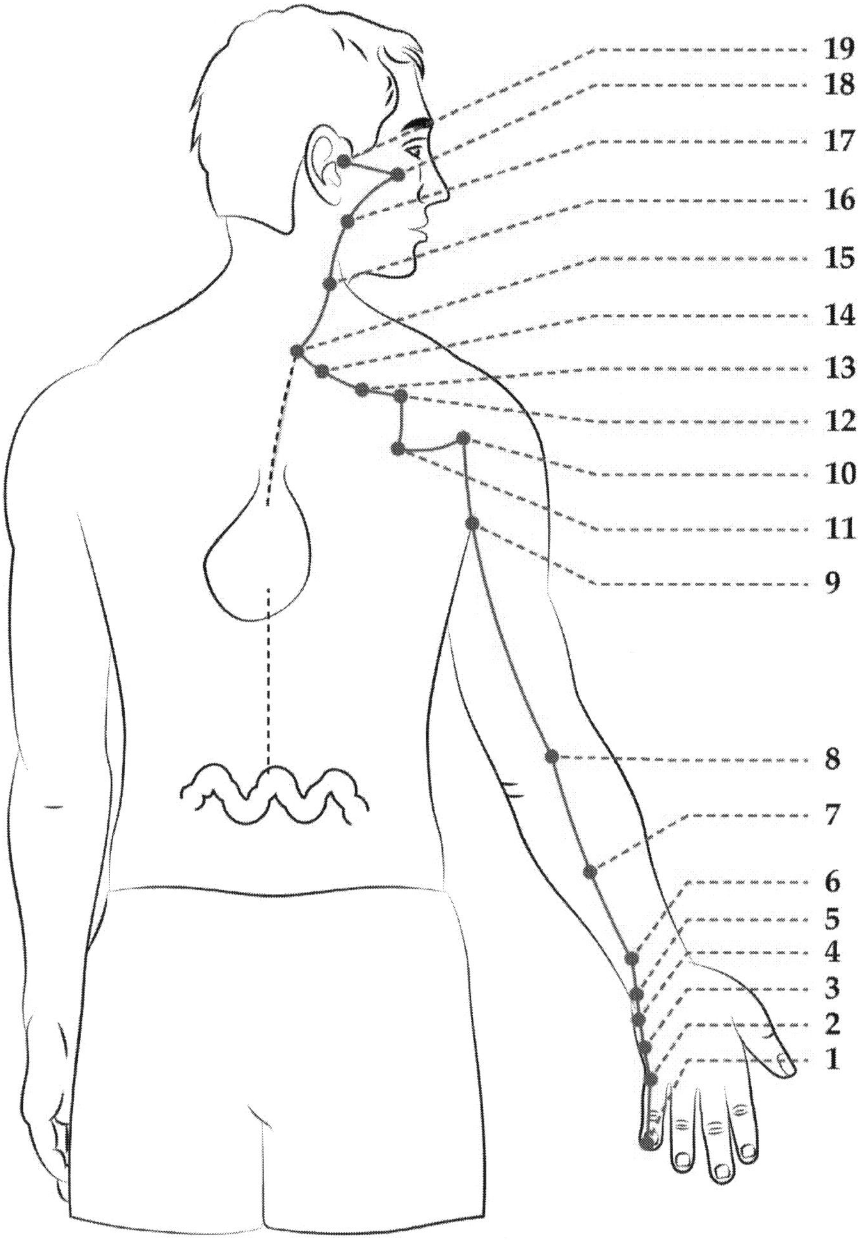

Dünndarm-Meridian

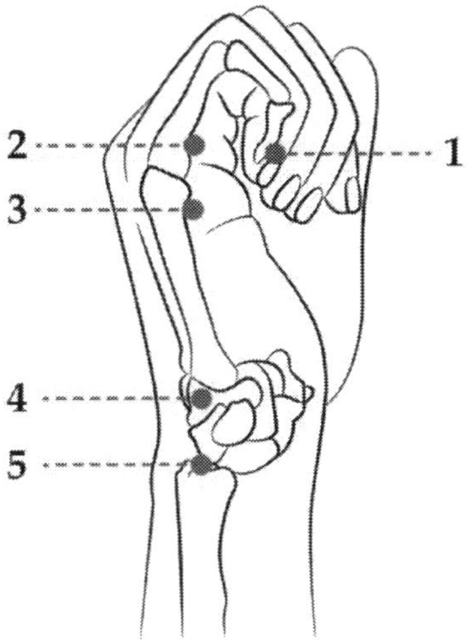

Dünndarm

Dünndarm 1

Dünndarm 1 befindet sich auf der Seite der Elle am kleinen Finger, 0,1 cun von der Fingernagelecke.

Funktionen und allgemeine Verwendung

Dieser Punkt kann zur Förderung der Laktation, zur Behandlung von Brustabszessen und Mastitis verwendet werden. Es kann auch zur Behandlung von Bewusstseinsverlust nach einem Schlaganfall verwendet werden.

Dünndarm 2

Am fünften Mittelhandknochengelenk (Knöchel), zum Lokalisieren die Hand zu einer lockeren Faust machen.

Funktionen und allgemeine Verwendung

Dieser Punkt kann zur Behandlung von brennenden Augenschmerzen und roten Augen verwendet werden. Öffnet die Ohren zur Behandlung von Taubheit und Tinnitus. Befeuchtet die Kehle.

Dünndarm 3

Am fünften Mittelhandknochengelenk (Knöchel), zum Lokalisieren die Hand zu einer lockeren Faust machen.

Funktionen und allgemeine Verwendung

- Beruhigt den Geist
- Bindehautentzündung
- Gehörlosigkeit
- Schmerzen im Ellbogen
- Epilepsie
- Augenerkrankungen wie Schmerzen, Rötung und Schwellung
- Fingerschmerzen
- Schmerzen in der Hand
- Kopfschmerz am Hinterhauptbein oder an der Schädelbasis
- Schmerzen im unteren Rückenbereich und im Kreuzbein
- Manische Depression, beruhigt den Geist
- Nackenschmerzen oder Steifheit
- Reguliert die Wirbelsäule
- Entspannt die Muskeln
- Schulterschmerzen
- Steifer Nacken
- Tinnitus
- Schmerzen oder Steifheit im oberen Rücken
- Schleudertrauma

Dünndarm 3 wird von vielen Akupunkteuren als der „Steifer-Nacken-Punkt“ bezeichnet. Der Hinweis auf eine manische Depression ergibt sich aus der Diagnose „Schleim-Hitze“. So behandelt die chinesische Medizin emotionale Störungen. Jedes emotionale Ungleichgewicht hat eine Grundursache, die in der chinesischen Medizin eine spezifische Diagnose hat. Akupunktur und Kräuter können zur Behandlung des zugrundeliegenden Ungleichgewichts eingesetzt werden, was bei der Behandlung emotionaler Probleme helfen kann, die durch dieses Ungleichgewicht verursacht werden. Die Diagnose wird anhand der Diagnose der chinesischen Medizin gestellt, nicht anhand der westlichen Diagnose.

Dünndarm 4
Auf der Seite der Elle der Handfläche, in der Vertiefung zwischen der Basis des fünften Mittelhandknochens und dem Triquetalknochen (dreiseitigem Handwurzelknochen).

Funktionen und allgemeine Verwendung
Kann zur Behandlung von Handgelenksproblemen wie Schmerzen, Finger- und Handgelenkskontrakturen oder Steifheit verwendet werden. Behandelt alle Finger sowie Handschwäche oder -schmerzen. Lindert Nackenschmerzen, Tinnitus und Gelbsucht.

Dünndarm 5
Am Handgelenk, in der Vertiefung zwischen dem Kopf des Ellenknochens und dem Dreiecksknochen des Handgelenks.

Funktionen und allgemeine Verwendung
Kann zur Behandlung von Nackenschmerzen und Schwellungen, sowie Schmerzen im Handgelenk und Arm eingesetzt werden. Behandelt Rötungen der Augen, Taubheit, Tinnitus und Zahnschmerzen.

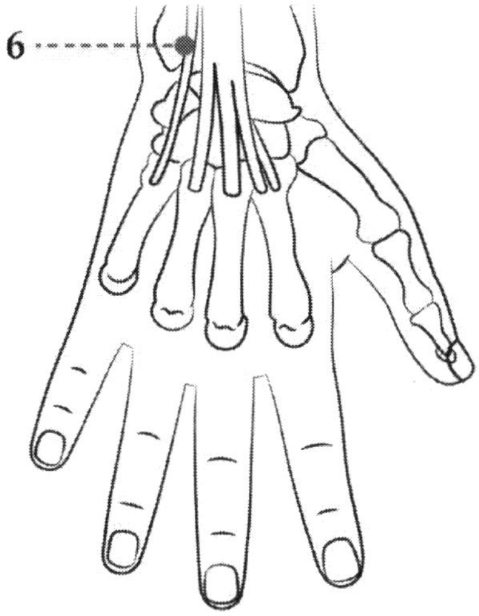

Dünndarm

Dünndarm 6
Am Kopf des Ellenknochens, auf der dorsalen Seite des Handgelenks.

Funktionen und allgemeine Verwendung
Behandelt Schmerzen in der Schulter, im oberen Rückenbereich, den Armen und Nackensteifheit. Hilft den Augen bei der Behandlung von verschwommenem Sehen und Augenschmerzen.

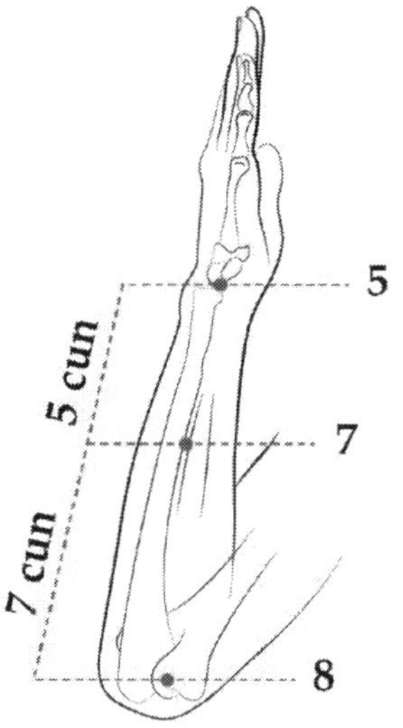

Dünndarm

Dünndarm 7
Befindet sich 5 cun über Dünndarm 5, an der Verbindungslinie zwischen Dünndarm 8 und 5.

Funktionen und allgemeine Verwendung
Kann zur Behandlung von Fingerschmerzen, Ellenbogenschmerzen oder Schmerzen auf dem Dünndarm-Meridian verwendet werden. Behandelt einen steifen Nacken.

Dünndarm 8
Befindet sich zwischen dem Hakenfortsatz (Olekranon) der Elle und dem medialen Gelenkhöcker des Oberarmknochens.

Funktionen und allgemeine Verwendung
Kann zur Behandlung der Schmerzen oder Steifheit in Ellbogen und Arm verwendet werden.

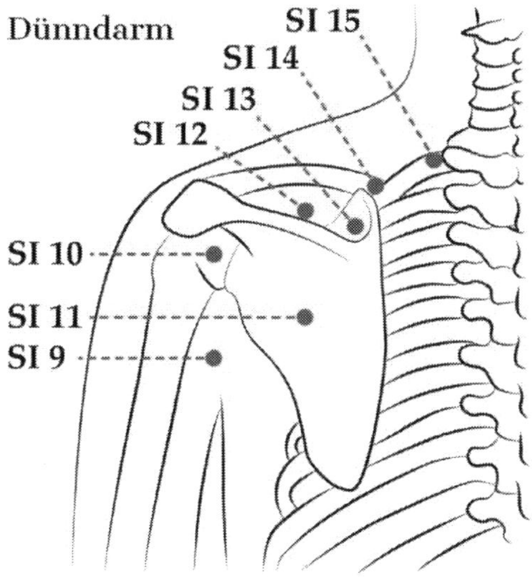

Dünndarm 9
Hinter und unterhalb des Schultergelenks, befindet sich 1 cun oberhalb des hinteren Endes der Achselhöhle.

Funktionen und allgemeine Verwendung
Behandelt Schmerzen und Steifheit der Schulter und des Oberarms.

Dünndarm 10
Direkt oberhalb von Dünndarm 9, in der Vertiefung unterhalb des Schulterblattgräte.

Funktionen und allgemeine Verwendung
Behandelt Schulterschmerzen und Schultersteife.

Dünndarm 11
In der Vertiefung des Schulterblattes, welches ein Drittel vom Mittelpunkt des unteren Randes der Schulterblattgräte entfernt ist, am unteren Winkel des Schulterblattes.

Funktionen und allgemeine Verwendung
Behandelt Schulterschmerzen, ungenügende Laktation, Schulterblattschmerzen und stellt die gesunde Zirkulation in der Brust wieder her.

Dünndarm 12
Direkt über Dünndarm 11, in der Mitte des oberen Schulterblattknochens, also bei der leichten Einbuchtung am Schulterblatt.

Funktionen und allgemeine Verwendung
Behandelt Schulter- und Schulterblattschmerzen, steifen Nacken und Armschmerzen.

Dünndarm 13
Befindet sich auf halbem Weg zwischen Dünndarm 10 und dem zweiten Brustwirbel, am oberen Schulterblattknochen.

Funktionen und allgemeine Verwendung
Behandelt Schulter- und Schulterblattschmerzen.

Dünndarm 14
Befindet sich 3 cun lateral zum unteren Rand des Dornfortsatzes des ersten Brustwirbels.

Funktionen und allgemeine Verwendung
Behandelt Schulter- und Schulterblattschmerzen.

Dünndarm 15
Befindet sich 2 cun lateral zum unteren Rand des Dornfortsatzes des siebten Halswirbels.

Funktionen und allgemeine Verwendung
Behandelt Schulterschmerzen. Reguliert die Lungen und wandelt Schleim um, um Asthma und Husten zu behandeln.

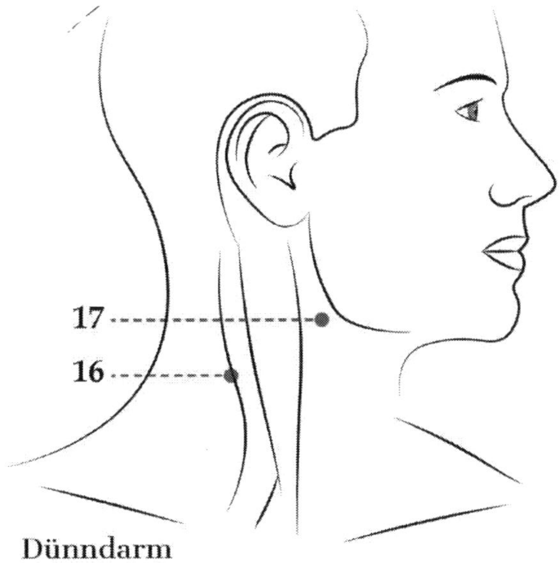

Dünndarm

Dünndarm 16
Auf der Seite des Halses, am hinteren Rand des Kopfwendermuskels (Musculus sternocleidomastoideus), auf Höhe des Kehlkopfes.

Funktionen und allgemeine Verwendung
Behandelt die Ohren und einen plötzlichen Stimmverlust. Wird aufgrund der Position nicht oft benutzt.

Dünndarm 17
Befindet sich zwischen dem Winkel des Unterkiefers und der Vorderkante des Kopfwendermuskels.

Funktionen und allgemeine Verwendung
Hilft dem Hals und dem Rachen. Es kann zur Befeuchtung des Rachens verwendet werden, um Schluckbeschwerden zu lindern.

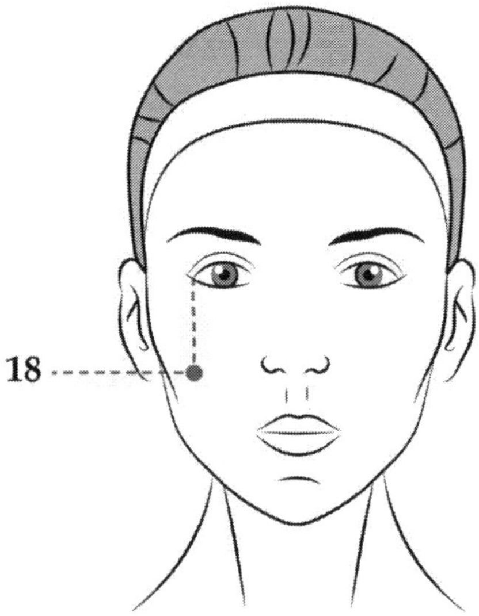

Dünndarm

Dünndarm 18
Befindet sich direkt unterhalb des äußeren Augenrandes in der Vertiefung am unteren Rand des Wangenknochens.

Funktionen und allgemeine Verwendung
Behandelt Gesichtslähmung, Trigeminusneuralgie, Augen- und Mundabweichungen, Lidzuckungen, Wangenschwellungen und Zahnschmerzen im Oberkiefer. Eine Augen- oder Mundabweichung liegt vor, wenn das Auge oder der Mund aufgrund von Muskelverspannungen oder Spasmen, die durch einen Schlaganfall oder einer Bell'schen Lähmung verursacht werden können, schief liegt.

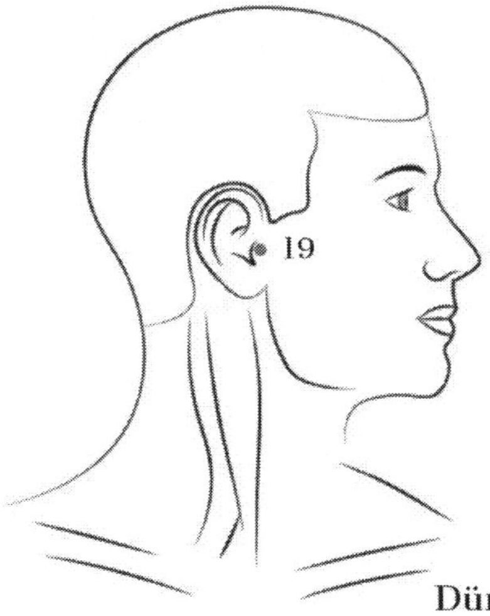

Dünndarm 19
Befindet sich vor dem Ohrentragus und hinter dem Kieferknochenfortsatz. Die Vertiefung ist bei geöffnetem Mund deutlicher.

Funktionen und allgemeine Verwendung

- Gehörlosigkeit
- Ohrenfluss
- Ohrenentzündung
- Kopfschmerzen aufgrund von Ohrenproblemen
- Tinnitus
- Behandelt die Ohren
- Schwindel aufgrund von Ohrenproblemen

Wie Sie auf dem Bild sehen können, befindet sich Dünndarm 19 vor dem Ohr, es fördert stark die verbesserte Durchblutung im Ohr, so dass Ohrstörungen behoben werden können. Jede Störung, die durch eine Ohrblockade verursacht wird, profitiert von der Verbesserung der Durchblutung im Ohr.

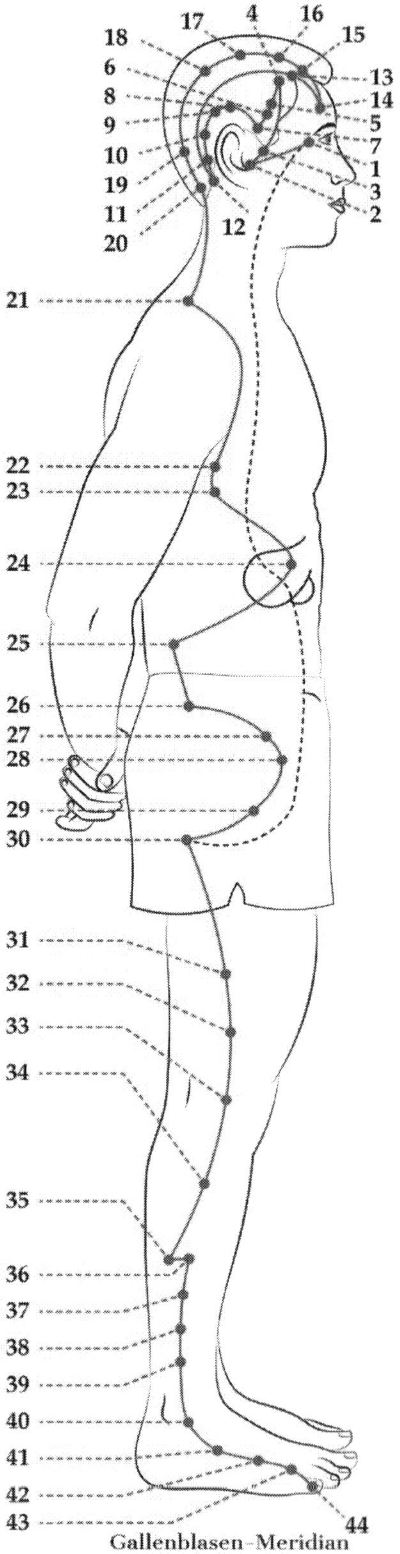

Gallenblasen-Meridian

Wie Sie aus dem Meridian-Bild erkennen können, umrundet dieser Meridian die Seite des Kopfes dreimal. Viele der Punkte an der Seite des Kopfes werden nicht häufig verwendet. Es ist schwierig, die Lage dieser Punkte zu beschreiben, ohne Begriffe aus der Anatomie zu verwenden. Ich werde wie üblich die am häufigsten verwendeten Punkte hervorheben und aufzählen.

Migränekopfschmerzen betreffen häufig den Gallenblasen-Meridian. Es ist nicht üblich, die Punkte auf dem Kopf für Migräne zu verwenden. Punkte auf den Leber- und Gallenblasen-Meridianen an den Füßen werden häufig zur Linderung von Migräne eingesetzt.

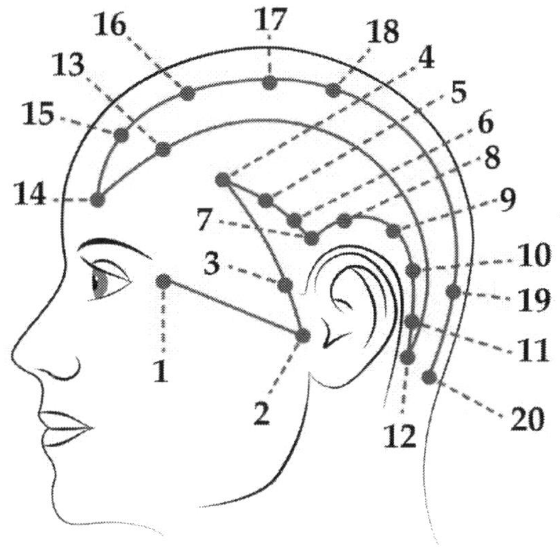

Gallenblase

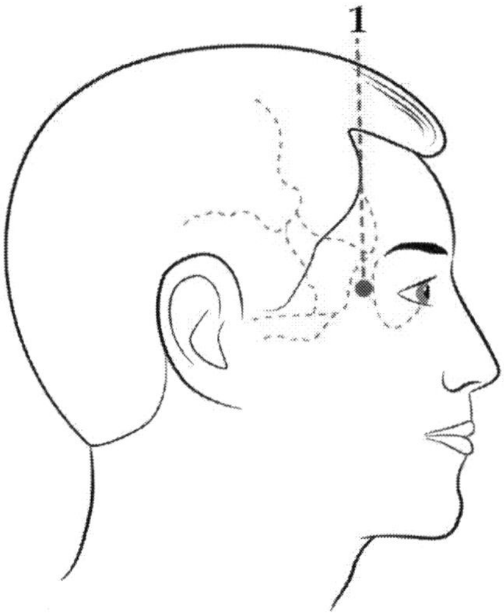

Gallenblase

Gallenblase 1
Befindet sich 0,5 cun lateral zum äußeren Augenwinkel auf dem Knochen. In der Höhlung des Augenhöhlenknochens.

Funktionen und allgemeine Verwendung

- Erhellt die Augen
- Grauer Star
- Farbenblindheit
- Augenschmerzen
- Weitsichtigkeit
- Glaukom
- Lasik trockenes Auge
- Nachtblindheit
- Atrophie des Sehnervs
- Netzhaut-Blutung

Medizinische Anmerkungen
Dieser Punkt ist sehr effektiv zur Behandlung trockener Augen, die durch eine Lasik-Augenoperation verursacht wurden. Er wird als Behandlung

einer „oberflächlichen Sehbehinderung“ aufgeführt, die mit einer Beeinträchtigung der Hornhaut des Auges korreliert. Wenn eine Augenoperation durchgeführt wird, wird die Hornhaut durchtrennt. Dadurch werden die Nerven im Auge durchtrennt, was bedeutet, dass sie nicht mehr normal funktionieren. Dieser Punkt stimuliert die normale Nervenfunktion in den Augen. Dies trägt zur Wiederherstellung einer gesunden Augenfunktion bei.

Ich stelle fest, dass das Auge normalerweise innerhalb weniger Minuten nach der Behandlung dieses Punktes zu tränen beginnt. Dies ist eine erstaunliche Erleichterung für Menschen mit trockenen Augen, egal aus welchem Grund. Wenn die Operation schon vor langer Zeit durchgeführt wurde, dauert es gewöhnlich länger, bis die Ergebnisse sichtbar werden, und andere Punkte würden für bessere Ergebnisse mit Gallenblase 1 kombiniert werden.

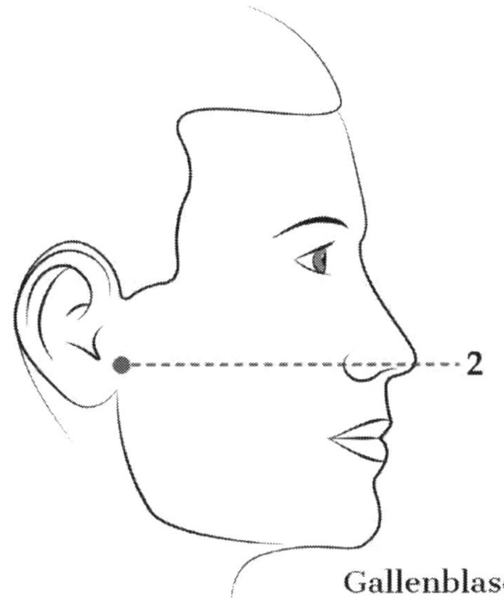

Gallenblase

Gallenblase 2
Vor der intertragalen Einbuchtung, an der hinteren Grenze des Gelenkköpfchens des Unterkiefers. Mit geöffnetem Mund zu lokalisieren. Übersetzung: vor dem Ohr gelegen. Bitte sehen Sie sich die Abbildung dazu an.

Funktionen und allgemeine Verwendung
Öffnet die Ohren zur Behandlung von Taubheit, Tinnitus, Ohrinfektionen und -ausfluss sowie von Ohrenschmerzen. Behandelt Hörverlust, Kiefer- und Kiefergelenksschmerzen.

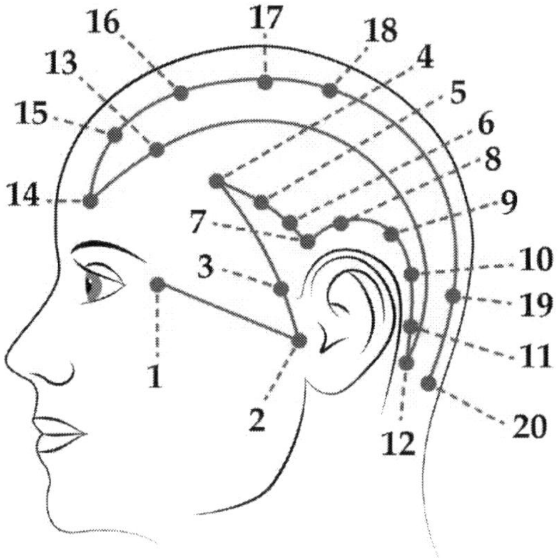

Gallenblase

Gallenblase 3
Vor dem Ohr, am oberen Rand des Wangenknochens, in der Vertiefung über Magen 7.

Funktionen und allgemeine Verwendung
Behandelt Ohrprobleme wie Taubheit und Tinnitus. Behandelt Kiefer- und Zahnschmerzen.

Gallenblase 4
Befindet sich innerhalb der Haarlinie, ein Viertel des Abstands zwischen Magen 8 und Gallenblase 7.

Funktionen und allgemeine Verwendung
Behandelt Ohrenschmerzen, Zahnschmerzen und Tinnitus.

Gallenblase 5
Befindet sich innerhalb des Haaransatzes, auf halbem Weg zwischen Magen 8 und Gallenblase 7.

Funktionen und allgemeine Verwendung
Behandelt Ohren- und Zahnschmerzen.

Gallenblase 6
Drei Viertel des Weges zwischen Magen 8 und Gallenblase 7.

Funktionen und allgemeine Verwendung
Behandelt Schmerzen im äußeren Augenwinkel des Auges.

Gallenblase 7
Innerhalb des Haaransatzes, eine cun anterior von Dreifacher Erwärmer 20, am Ohr.

Funktionen und allgemeine Verwendung
Behandelt Schwellungen der Wange und des Kieferknochens.

Gallenblase 8
In der kleinen Vertiefung, 1 cun oberhalb der Ohrspitze.

Funktionen und allgemeine Verwendung
Behandelt Kopfschmerzen an der Seite des Kopfes.

Gallenblase 9
In der Vertiefung 0,5 cun hinter Gallenblase 8, über dem Ohr.

Funktionen und allgemeine Verwendung
Behandelt Kopfschmerzen.

Gallenblase 10
Hinter und oberhalb des Warzenfortsatzes, auf halbem Weg auf dem Bogen zwischen Gallenblase 9 und 11.

Funktionen und allgemeine Verwendung
Behandelt Kopfschmerzen.

Gallenblase 11
Hinter und oberhalb des Warzenfortsatzes, auf der Verbindungslinie zwischen Gallenblase 10 und 12.

Funktionen und allgemeine Verwendung
Behandelt Kopfschmerzen, Tinnitus, Taubheit und Ohrenschmerzen.

Gallenblase 12
In der Vertiefung hinter und unterhalb des Warzenfortsatzes.

Funktionen und allgemeine Verwendung
Beruhigt den Geist, behandelt Kopfschmerzen.

Gallenblase 13
Befindet sich 0,5 cun innerhalb des Haaransatzes, 3 cun von Du 24.

Funktionen und allgemeine Verwendung
Behandelt Kopfschmerzen, Schwindel und Epilepsie.

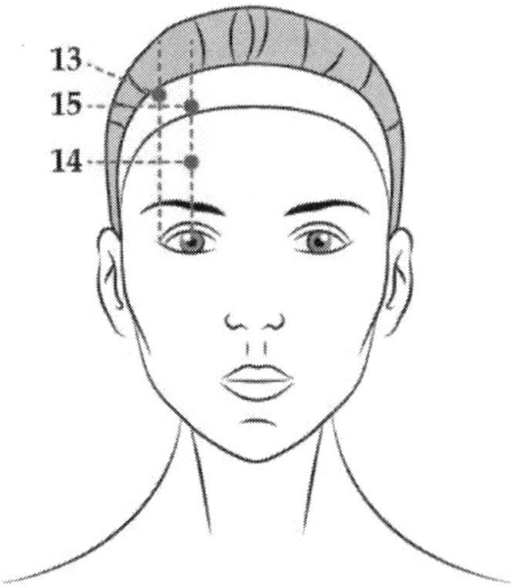

Gallenblase

Gallenblase 14
Befindet sich auf der Stirn, 1 cun über dem Mittelpunkt der Augenbraue.

Funktionen und allgemeine Verwendung

- Klärt die Sehkraft
- Augenschmerzen
- Hängende Augenlider
- Zucken der Augenlider
- Nachtblindheit

Gallenblase 14 behandelt die Augen und klärt die Sehkraft. Dies ist ein beliebter Punkt bei kosmetischen Akupunktur-Behandlungen. Sie hebt die Augenlider an und verbessert die Durchblutung der Augen.

Gallenblase 15
Direkt über Gallenblase 14, 0,5 cun vom Haaransatz.

Funktionen und allgemeine Verwendung
Behandelt die Nase und die Augen. Kann zur Behandlung von Nebenhöhlenverstopfungen verwendet werden.

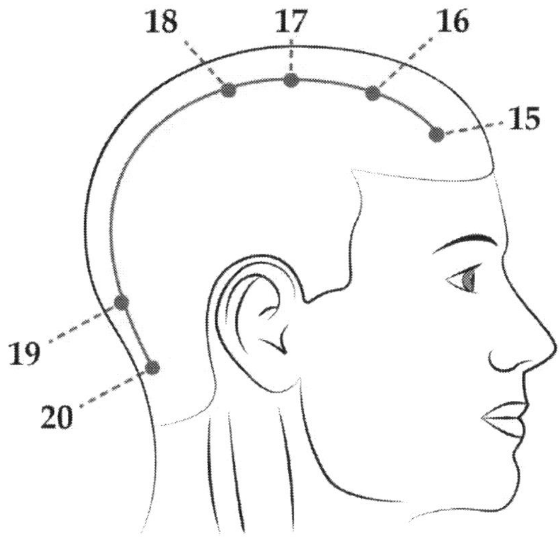

Gallenblase

Gallenblase 16
Befindet sich 1,5 cun hinter Gallenblase 15, an der Verbindungslinie zwischen Gallenblase 15 und 20.

Funktionen und allgemeine Verwendung
Wird bei allen Arten von Augenkrankheiten verwendet. Kann zur Behandlung von Augenschmerzen und Kurzsichtigkeit verwendet werden.

Gallenblase 17
Befindet sich 1,5 cun hinter Gallenblase 16.

Funktionen und allgemeine Verwendung
Behandelt Kopfschmerzen.

Gallenblase 18
Befindet sich 1,5 cun hinter Gallenblase 17.

Funktionen und allgemeine Verwendung
Behandelt Kopfschmerzen und Nebenhöhlenverstopfung.

Gallenblase 19
Befindet sich oberhalb von Gallenblase 20, auf derselben Höhe wie Du 17.

Funktionen und allgemeine Verwendung
Behandelt Kopfschmerzen, Nackensteifheit und Augenschmerzen.

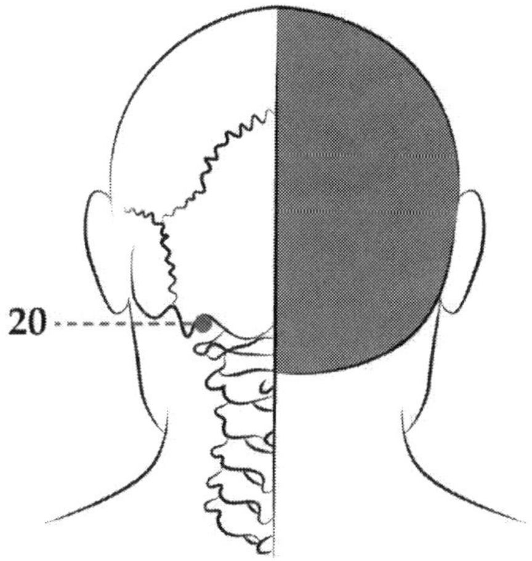

Gallenblase

Gallenblase 20
In der Vertiefung zwischen dem Kopfwender- und dem Trapez-Muskel.

Funktionen und allgemeine Verwendung

- Verschwommene Sicht
- Erkältung und Grippe
- Schwindelgefühl
- Gallenblasen-Meridianschmerz
- Kopfschmerzen
- Verbessert die Durchblutung der Augen
- Sprachverlust nach einem Schlaganfall
- Migräne
- Nackenschmerzen und Steifheit
- Öffnet verstopfte Ohren
- Schulterschmerzen

Medizinische Anmerkungen
Gallenblase 20 ist sehr stark bei der Wiederherstellung der normalen Durchblutung im Kopf-Hals-Bereich. Es kann in Kombination mit anderen Punkten zur Behandlung von Migränekopfschmerzen eingesetzt

werden. Die meisten Migräneattacken werden durch Muskelverspannungen oder Blockaden in einem Meridian verursacht. Der Gallenblase-Meridian ist sehr häufig betroffen. Migräne kann auch durch die Verwendung anderer Punkte am entgegengesetzten Ende des Gallenblasen-Meridians sowie durch die Wiederherstellung der normalen Durchblutung in jedem Bereich, der eine Blockade aufweist, behandelt werden.

Stress verursacht Muskelverspannungen, die dann den normalen Blutfluss zum Gehirn verringern. Wo es an einer gesunden Durchblutung mangelt, kommt es zu Schmerzen. Es wird auch Schwindel behandelt, der durch angespannte Muskeln verursacht werden kann, die Nerven zusammendrücken, welche die Ohrfunktion beeinträchtigen.

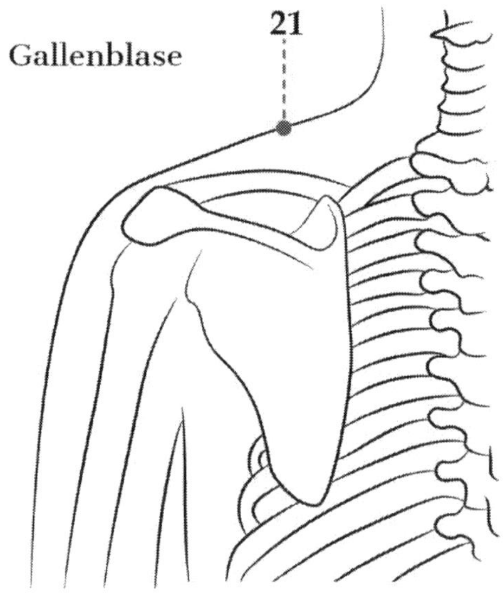

Gallenblase 21

Befindet sich auf halbem Weg zwischen der Wirbelsäule und der Spitze des Akromionknochens (Schulterblattgrätenende).

Funktionen und allgemeine Verwendung

- Lindert Schmerzen im Nacken und in den Schultern
- Behandelt Brustschmerzen und Brustabszesse
- Unzureichende Laktation
- Sollte nicht während der Schwangerschaft verwendet werden, da es die Wehen auslösen könnte

Dieser Punkt wird oft mit GB 20 zur Behandlung von Nackenschmerzen kombiniert, da er die verspannten Muskeln löst, die Nacken- und Schulterschmerzen verursachen.

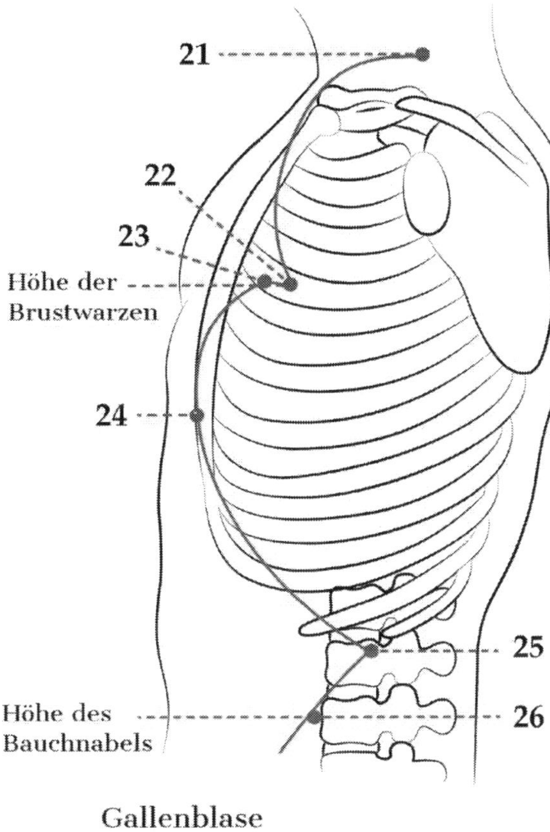

Gallenblase

Gallenblase 22
Befindet sich 3 cun unterhalb der Achselhöhle.

Funktionen und allgemeine Verwendung
Behandelt die Achselhöhle und öffnet den Brustkorb. Wird nicht häufig verwendet.

Gallenblase 23
Befindet sich 1 cun vor GB 22, auf Höhe der Brustwarze.

Funktionen und allgemeine Verwendung
Behandelt Brustfülle.

Gallenblase 24
Befindet sich unterhalb der Brustwarze, im siebten Interkostalraum.

Funktionen und allgemeine Verwendung
Behandelt Schmerzen in den Rippen, Mastitis und Schluckauf. Reguliert die Leber, Gallenblase und den Magen.

Gallenblase 25
Am unteren Rand des freien Endes der 12. Rippe.

Funktionen und allgemeine Verwendung
Stärkt die Nieren, behandelt den unteren Rücken.

Gallenblase 26
Unterhalb des freien Endes der 11. Rippe.

Funktionen und allgemeine Verwendung
Reguliert die Menstruation, behandelt Hernien und Unterleibsschmerzen.

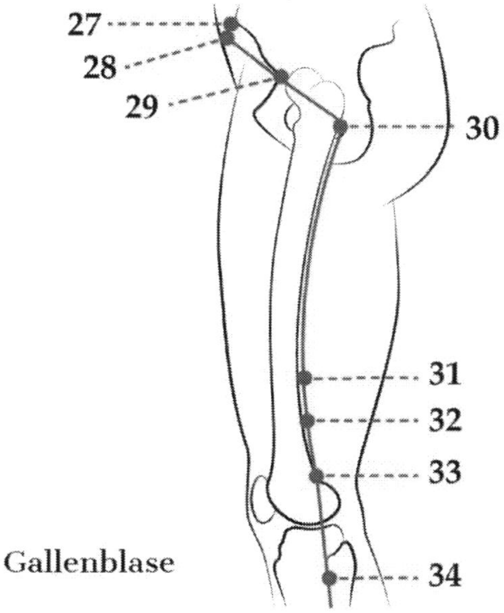

Gallenblase 27
Befindet sich 3 cun unterhalb der Höhe des Bauchnabels.

Funktionen und allgemeine Verwendung
Behandelt Gebärmuttersenkung und Bauchschmerzen.

Gallenblase 28
Befindet sich 0,5 cun vor und unter Gallenblase 27.

Funktionen und allgemeine Verwendung
Behandelt Gebärmuttersenkung und Bauchschmerzen.

Gallenblase 29
Auf der Seite des Hüftgelenks, in der Mitte zwischen des vorderen oberen Darmbeinstachels und der Vorwölbung des Trochanter major. Übersetzung: An der Hüfte, auf halbem Weg zwischen dem vorderen Hüftknochen und dem Oberschenkelknochen.

Funktionen und allgemeine Verwendung
Behandelt Hüftschmerzen.

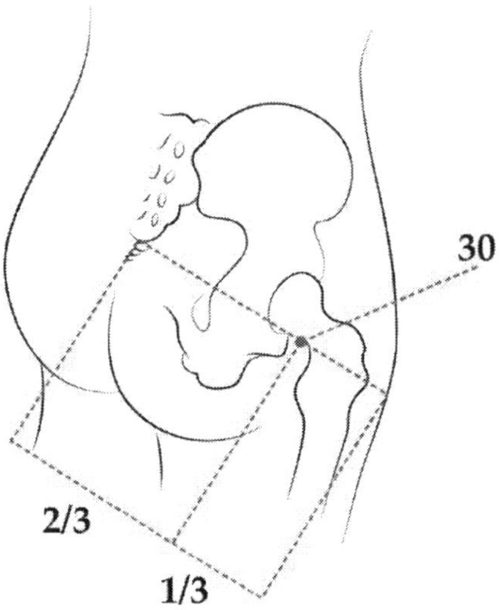

Gallenblase

Gallenblase 30

Auf der Rückseite des Hüftgelenks, ein Drittel des Weges vom Trochanter major, dem Kopf des Oberschenkelknochens, und der Spitze des Kreuzbeins.

Funktionen und allgemeine Verwendung

- Gesäßschmerzen
- Halbseitenlähmung
- Hüftschmerzen
- Beinatrophie
- Schmerzen im unteren Rücken
- Ischias

Medizinische Anmerkungen

Gallenblase 30 ist sehr wirksam zur Behandlung von Hüftschmerzen und Ischias. Der Gallenblasen-Meridian verläuft an der Seite des Beines bis zum Fuß. Ischias verläuft oft genau in diesem Bereich. Manchmal hört er am Knie auf, aber wenn er nicht behandelt wird, kann der Ischiasschmerz bis zum Fuß ausstrahlen. Lendenwirbelsäulenprobleme müssen ebenfalls als potenzieller Faktor für Hüftschmerzen in Betracht gezogen werden. Bandscheibenvorfälle oder Muskelverspannungen können die Hüfte leicht beeinträchtigen.

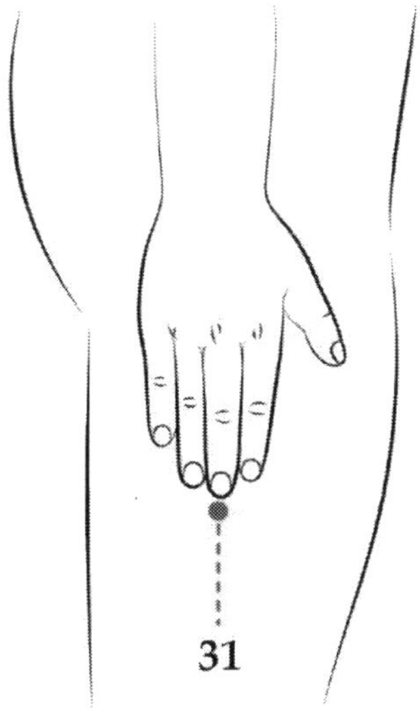

Gallenblase

Gallenblase 31
An der Seite des Oberschenkels, 7 cun oberhalb der Kniekehle. Befindet sich an der Stelle, an der die Spitze des Mittelfingers den Oberschenkel berührt.

Funktionen und allgemeine Verwendung
Lindert Juckreiz, Nesselsucht, Halbseitenlähmung, Knie- und Oberschenkelschmerzen und Schwäche.

Gallenblase 32
An der Seite des Oberschenkels, 5 cun oberhalb der Kniekehle.

Funktionen und allgemeine Verwendung
Behandelt Schmerzen auf dem Gallenblasen-Meridian, Halbseitenlähmung, Nesselsucht und Ischias.

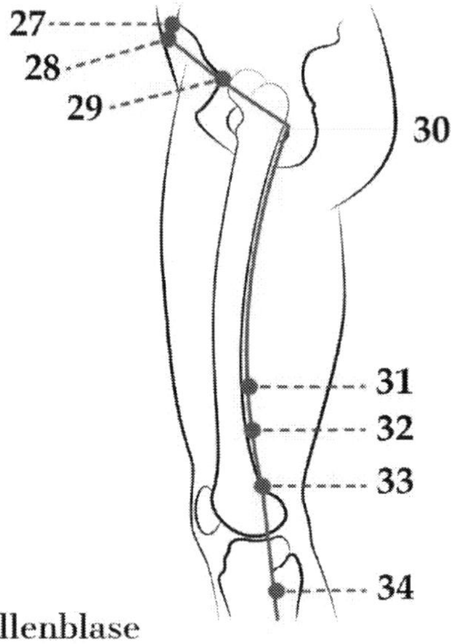

Gallenblase

Gallenblase 33
Befindet sich 3 cun über Gallenblase 34.

Funktionen und allgemeine Verwendung
Behandelt Knieschmerzen, entspannt die Sehnen im Bein und behandelt Wadenmuskelkrämpfe (Gastrocnemius) auf der Rückseite des Unterschenkels.

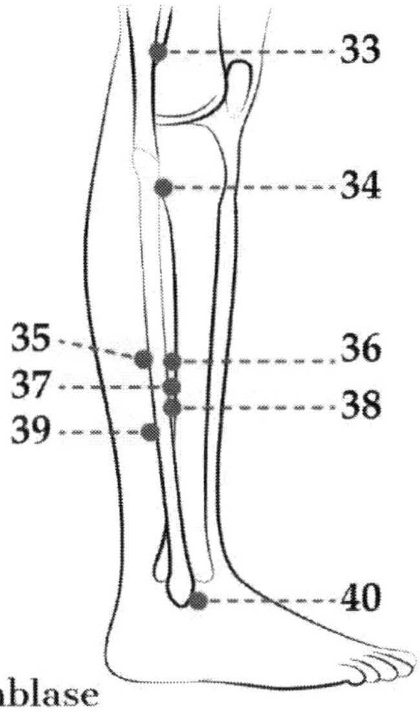

Gallenblase 34
In der Vertiefung vor und unter dem Kopf des Wadenbeins.

Funktionen und allgemeine Verwendung

- Muskelschwund bei der Wade
- Kontraktion der Fußsehnen
- Halbseitenlähmung
- Bluthochdruck im Zusammenhang mit dem Leber-Ungleichgewicht
- Schmerzen im Knie
- Reguliert die Leber und Gallenblase
- Entspannt die Sehnen, um Muskelkrämpfe zu lindern
- Rippenschmerzen
- Ischias

Medizinische Anmerkungen
Dieser Punkt wird zur Behandlung aller Probleme mit Sehnen verwendet. Er wird auch zur Stressbehandlung verwendet, da er die Leber behandelt, die in der chinesischen Medizin mit Stress verbunden ist.

Gallenblase 35
Befindet sich 7 cun oberhalb der Spitze des lateralen Malleolus (Fußknöchel an der Außenseite des Beins).

Funktionen und allgemeine Verwendung
Behandelt Schmerzen auf dem Gallenblasen-Meridian, entspannt die Sehnen, behandelt Knieschmerzen und behandelt Probleme des Gastrocnemius-Muskels (Wadenmuskel).

Gallenblase 36
Befindet sich 7 cun oberhalb der Spitze des lateralen Malleolus, am vorderen Rand des Wadenbeins. (Das Wadenbein ist der kleine Knochen hinter dem Tibiaknochen, dem Schienbeinknochen).

Funktionen und allgemeine Verwendung
Behandelt Atrophie und Schmerzen in der Wade, Nackenschmerzen und entspannt die Sehnen.

Gallenblase 37
Befindet sich 5 cun oberhalb der Spitze des lateralen Malleolus, am vorderen Rand des Wadenknochens.

Funktionen und allgemeine Verwendung

- Verschwommene Sicht
- Grauer Star
- Klärt die Sicht
- Juckreiz in den Augen
- Augenschmerzen
- Schmerzen im Knie
- Unterschenkel-Atrophie
- Schmerzen im Unterschenkel
- Nachtblindheit
- Sehnervenatrophie
- Reguliert die Leber

Gallenblase 37 ist der wichtigste Punkt zur Behandlung von Augenerkrankungen, der nicht direkt bei den Augen lokalisiert ist. Wir nennen diese Art von Punkt einen „distalen“ Punkt.

Gallenblase 38
Befindet sich 4 cun oberhalb und etwas vor dem lateralen Malleolus (Außenknöchel), am vorderen Rand des Wadenbeinknochens.

Funktionen und allgemeine Verwendung
Reguliert die Gallenblase, behandelt die Sehnen und Knochen und lindert Schmerzen auf dem Gallenblasen-Meridian. Es behandelt die Sehnen und Knochen überall im Körper. Es kann zur Behandlung von Migräne eingesetzt werden.

Gallenblase 39
Befindet sich 3 cun oberhalb der Spitze des lateralen Malleolus, hinter dem Wadenbeinknochen.

Funktionen und allgemeine Verwendung

- Verstauchung des Knöchels
- Schwäche des Fußes
- Schwäche im Bein
- Nackenschmerzen und Steifheit
- Regelt die Gallenblase

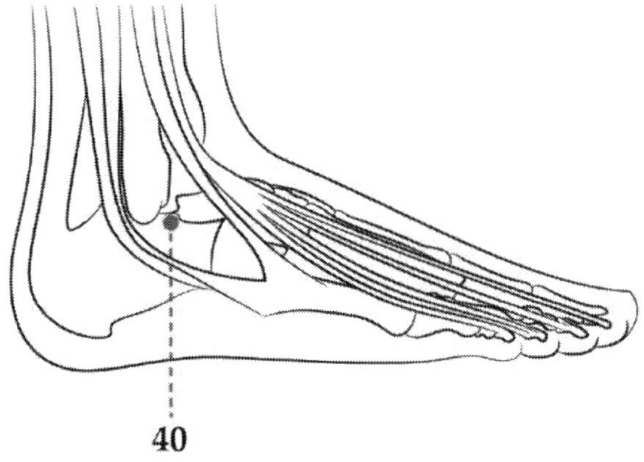

Gallenblase

Gallenblase 40
Befindet sich vor und unterhalb des lateralen Malleolus (Fußknöchel an der Außenseite des Beins).

Funktionen und allgemeine Verwendung

- Fallfuß
- Gallenblasen-Entzündung
- Schmerzen im Bein
- Schmerzen im unteren Rücken
- Nackenschmerzen
- Reguliert die Leber und Gallenblase
- Rippenschmerzen
- Schmerzen im Handgelenk

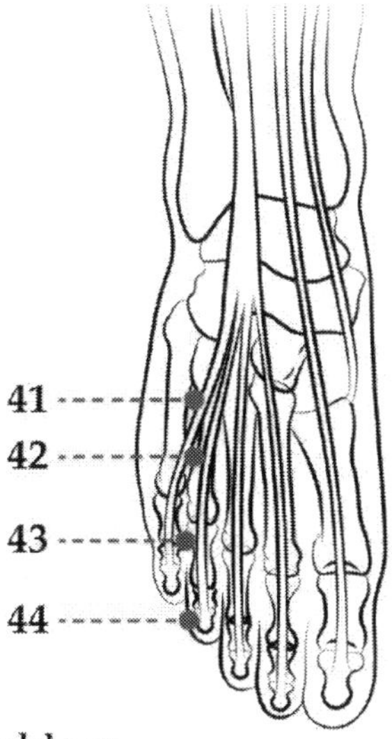

Gallenblase

Gallenblase 41
Befindet sich in der Vertiefung zwischen dem vierten und fünften Mittelfußknochen, auf der lateralen Seite der Strecksehne. Übersetzung: Zwischen dem vierten und fünften Fußknochen.

Funktionen und allgemeine Verwendung

- Fußschmerzen
- Kopfschmerzen
- Migräne-Kopfschmerzen
- Schmerzen am Okziput (Schädelbasis)
- Reguliert die Leber
- Spastische Schmerzen in den Füßen oder Zehen
- Schmerzen in der Zehe

Dieser Punkt kann verwendet werden, um viele Arten von Kopfschmerzen zu behandeln, ebenso wird er als Laktationserleichterung in einer Quelle aufgeführt.

Gallenblase 42
Zwischen dem vierten und fünften Mittelfußknochen, auf der medialen Seite der Strecksehne.

Funktionen und allgemeine Verwendung
Behandelt Fußschmerzen, Rippenschmerzen und Kopfschmerzen.

Gallenblase 43
Zwischen dem vierten und fünften Zeh, am Rand des Zehengewebes.

Funktionen und allgemeine Verwendung
Behandelt Kopfschmerzen, Fußschmerzen, Schwindel, reguliert die Gallenblase und wirkt wohltuend auf Ohren und Augen.

Gallenblase 44
Auf der lateralen Seite des vierten Zehs, 0,1 cun hinter der Ecke des Zehennagels.

Funktionen und allgemeine Verwendung
Reguliert die Gallenblase, behandelt Migräne und Schwindel.

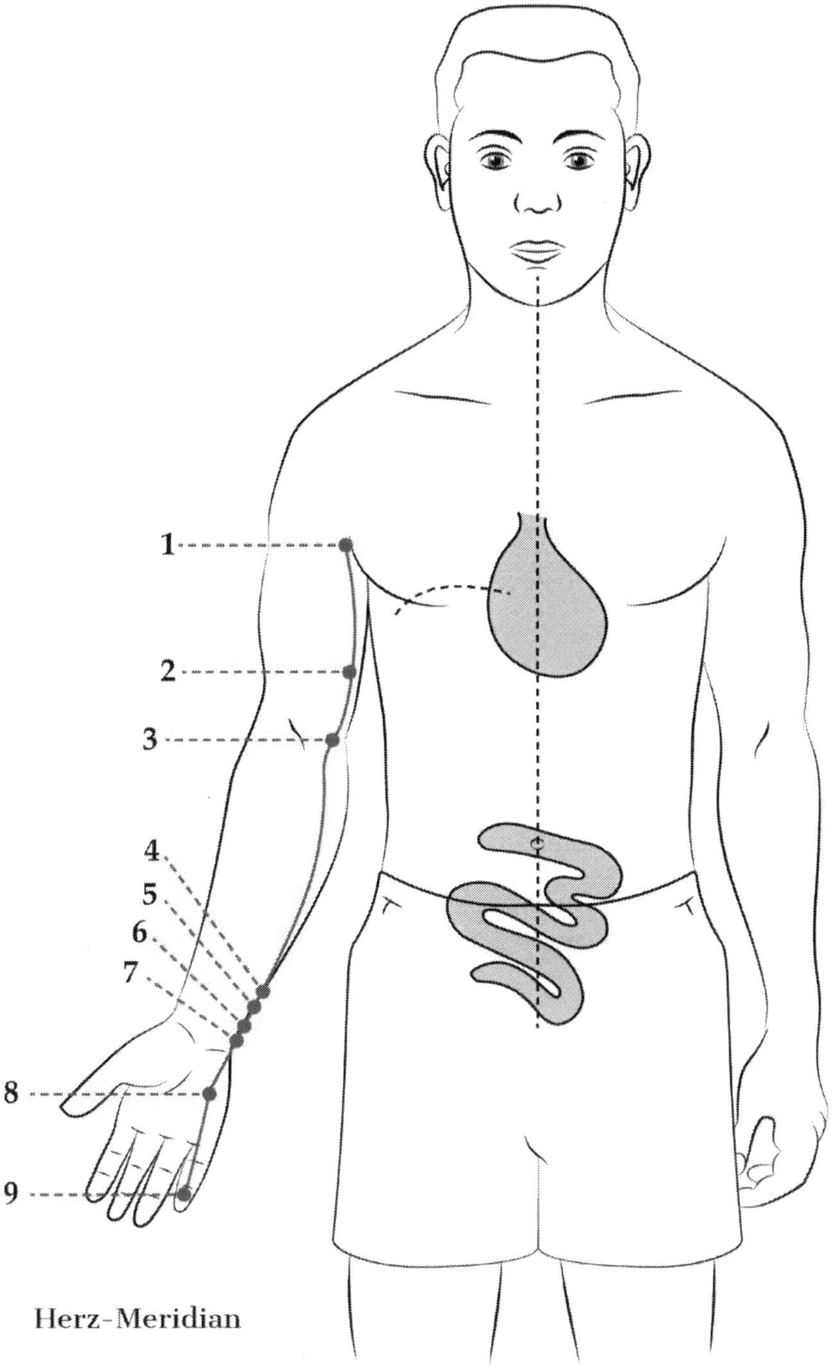

Herz-Meridian

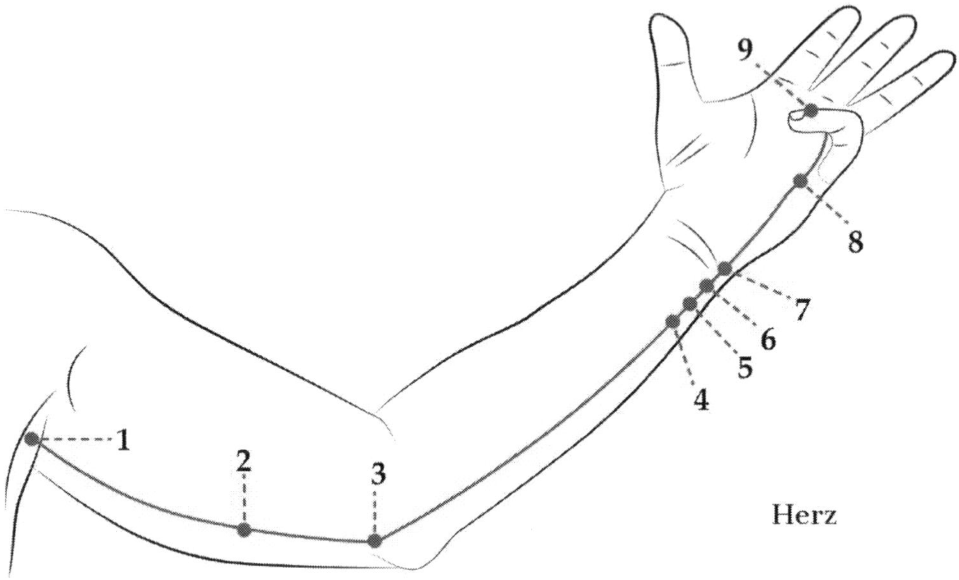

Herz 1
Befindet sich in der Mitte der Achselhöhle.

Funktionen und allgemeine Verwendung
Reguliert das Herz, öffnet und entspannt den Brustkorb. Kann zur Behandlung von Brustschmerzen und Rippenschmerzen verwendet werden. Wird nicht häufig verwendet.

Herz 2
Befindet sich 3 cun oberhalb der Ellenbogenfalte, in der Einbuchtung auf der medialen Seite des Bizepsmuskels.

Funktionen und allgemeine Verwendung
Kann zur Behandlung von Brust- und Schulterschmerzen verwendet werden.

Herz 3
Befindet sich am medialen Ende der Ellenbogenfalte.

Funktionen und allgemeine Verwendung
Herz 3 beruhigt den Geist, behandelt Herzschmerzen und Taubheitsgefühle in Hand und Arm.

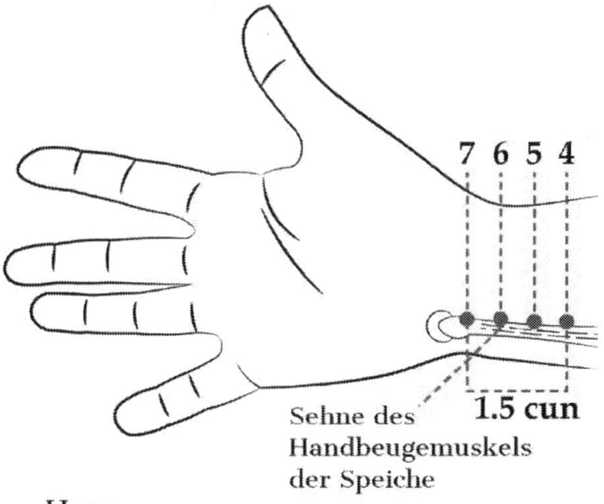

Herz 4
1,5 cun oberhalb der Handgelenksfalte, auf der Handbeugesehne an der Seite der Speiche.

Funktionen und allgemeine Verwendung
Beruhigt den Geist, behandelt Brustschmerzen und kann zur Behandlung von plötzlichem Stimmverlust eingesetzt werden.

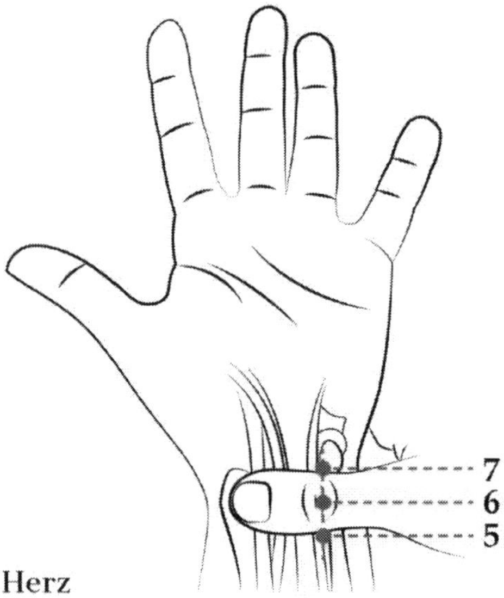

Herz

Herz 5
Befindet sich 1 cun oberhalb der Handgelenkfalte, auf der Handbeugesehne an der Seite der Speiche.

Funktionen und allgemeine Verwendung

- Beruhigt den Geist
- Herz-Feuer
- Gefühl von Herzrasen
- Herzklopfen (wenn Sie Ihr Herz schlagen spüren)
- Reguliert den Herzrhythmus
- Stärkt das Herz
- Stottern
- Plötzlicher Stimmverlust mit Zungenversteifung

Herz 5 reguliert den Herzrhythmus, wodurch Herzrhythmusstörungen behandelt werden können. Akupressur ist bei diesem Punkt sehr effektiv. Drücken Sie Ihren Fingernagel tief in den Punkt und halten Sie ihn mindestens 5 Minuten lang fest. Eine regelmäßige Behandlung wird den Herzrhythmus regulieren und stärken.

Herz 6
Befindet sich 0,5 cun oberhalb der Handgelenksfalte, auf der Handbeugesehne an der Seite der Elle.

Funktionen und allgemeine Verwendung
Herz 6 reguliert und stärkt das Herz, verbessert die Durchblutung des Herzens und kühlt die Wärme im Blut, die sich als Blut-Erbrechen oder nächtliches Schwitzen äußern könnte.

- Herzschmerz, stechender Schmerz im Herzen
- Nächtliches Schwitzen
- Nasenbluten
- Herzklopfen (wenn Sie Ihr Herz schlagen spüren)
- Plötzlicher Stimmverlust
- Blut-Erbrechen

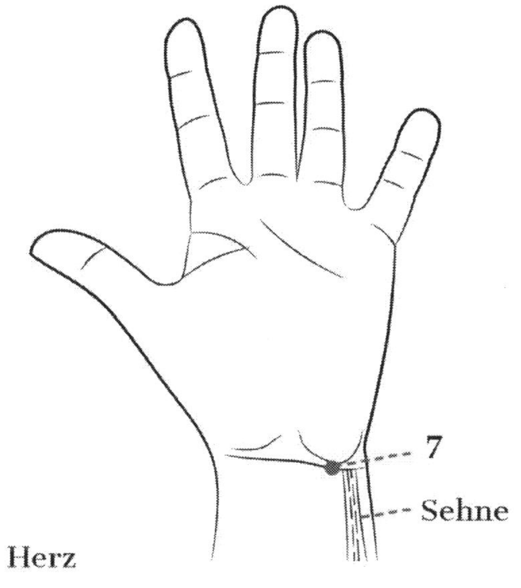

Herz 7
Befindet sich an der Handgelenksfalte auf der Handbeugesehne an der Seite der Elle. Es können zwei Handgelenksfalten vorhanden sein, bei manchen Menschen auch drei. Dieser Punkt befindet sich auf der Höhe der größten Handgelenksfalte.

Funktionen und allgemeine Verwendung

- Angst
- Beruhigt den Geist
- Herzrhythmusstörungen
- Herzklopfen (Sie spüren Ihr Herzklopfen)
- Gefühl von Herzrasen
- Schlaflosigkeit
- Reizbarkeit
- Manische Depression
- Erinnerung
- Reguliert und stärkt das Herz

Herz 7 ist einer der wichtigsten Punkte des Körpers. Es ist ein Top-Punkt zur Behandlung von Angstzuständen und Schlaflosigkeit. Es ist ein sehr beruhigender Punkt. Akupressur ist an diesem Punkt wirksam, Sie können entweder Ihren Fingernagel an diesem Punkt verwenden oder ein Magnetkügelchen. Es behandelt Störungen, die durch Herz-Ungleichgewichte verursacht werden, wie z.B. schlechtes Gedächtnis, Reizbarkeit und Wahnvorstellungen.

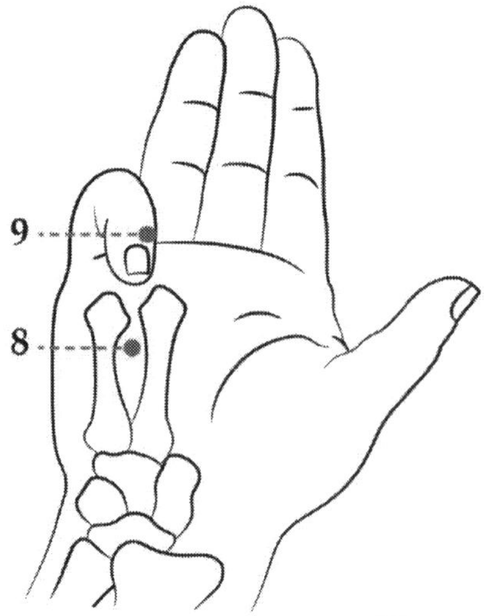

Herz

Herz 8

Befindet sich zwischen dem vierten und fünften Mittelhandknochen. Finden Sie diesen Punkt, während eine Faust gemacht wird. Er befindet sich dort, wo der kleine Finger die Handfläche berührt.

Funktionen und allgemeine Verwendung

Herz 8 beruhigt den Geist und reguliert das Herz. Es kann zur Behandlung von Herzklopfen verwendet werden. Es behandelt *Herz-Feuer*. Dies ist ein Syndrom, das extreme Reizbarkeit und oft Schlaflosigkeit verursacht.

Herz 9

Befindet sich 0,1 cun posterior zur Ecke des Fingernagels am kleinen Finger.

Funktionen und allgemeine Verwendung

Belebt das Bewusstsein, reguliert das Herz und beruhigt den Geist. Es kann zur Behandlung von Herzklopfen und Herzschmerzen eingesetzt werden, obwohl Herz 9 nicht allgemein verwendet wird.

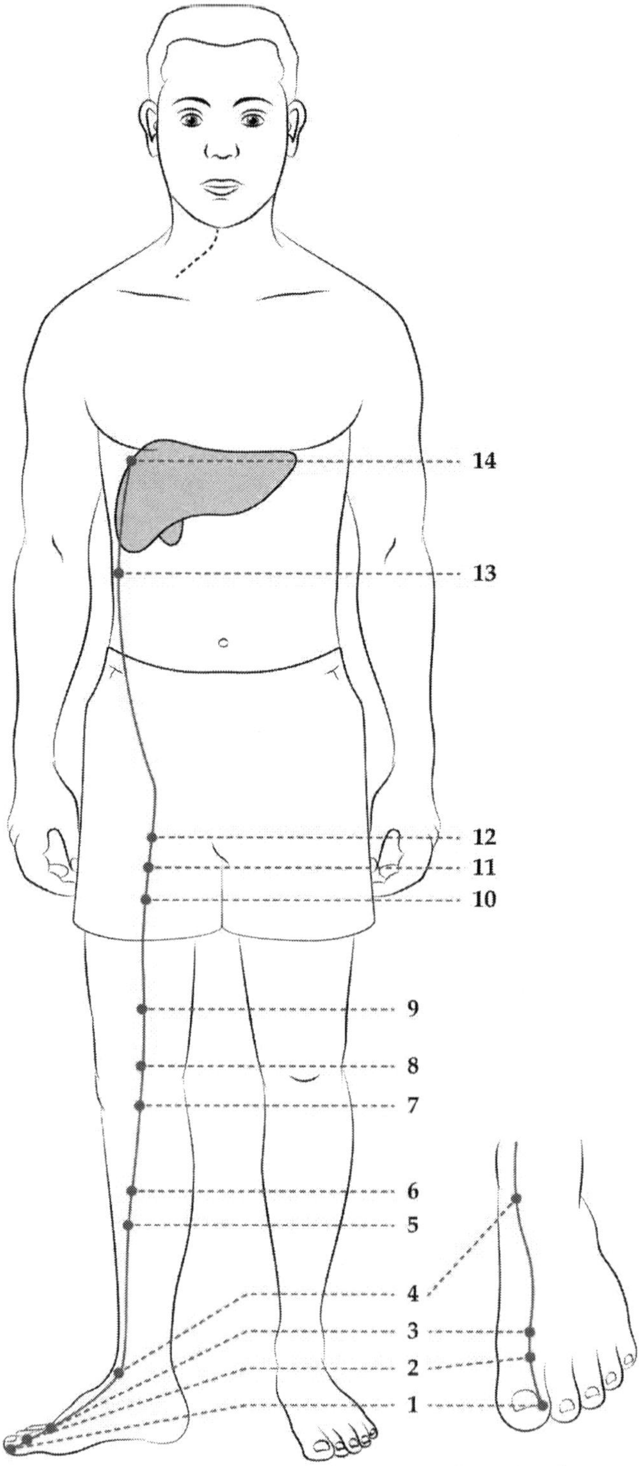

Leber-Meridian

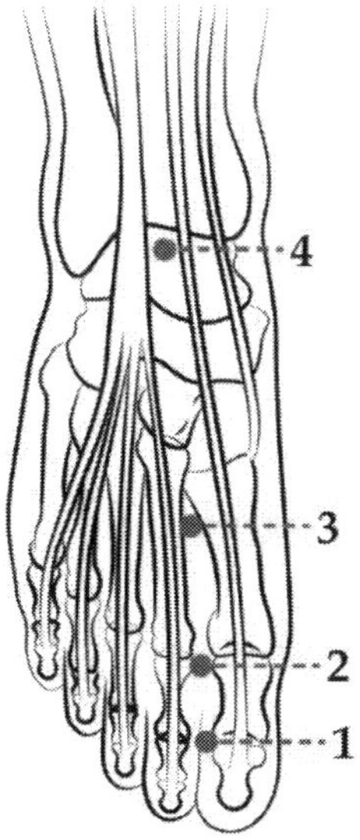

Leber

Leber 1
An der lateralen Seite der Großzehe, 0,2 cun von der Ecke des Zehnagels.

Funktionen und allgemeine Verwendung
Reguliert die Leber. Kann bei Genitalschwellungen, unregelmäßiger Menstruation und Leistenbrüchen eingesetzt werden. Enthält das Blut, was bedeutet, dass es bei allen Arten von abnormalen Gebärmutterblutungen sowie bei Blut im Urin oder Stuhl verwendet werden kann.

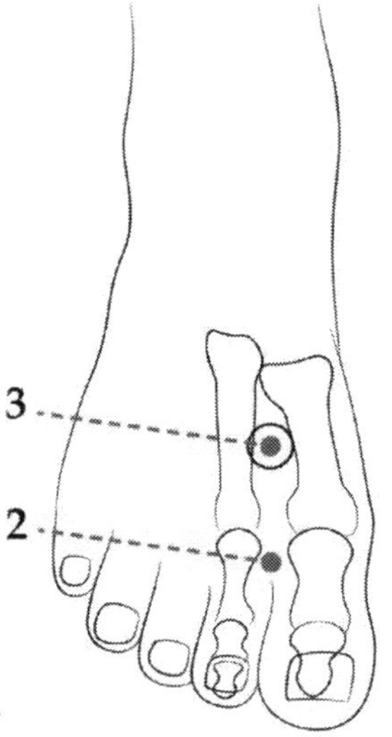

Leber

Leber 2
Zwischen dem großen Zeh und dem zweiten Zeh, im Steg.

Funktionen und allgemeine Verwendung

- Abnormale Gebärmutterblutungen durch Feuer, d.h. extreme Hitze
- Klärt das Leber-Feuer
- Krämpfe
- Schwindelgefühl
- Schmerzen im Genitalbereich
- Kopfschmerzen
- Hepatitis
- Leistenbruch
- Bluthochdruck
- Schlaflosigkeit
- Gelbsucht
- Menstruationsprobleme einschließlich Schmerzen
- Nasenbluten
- Reguliert das Leber-Qi

- Anfälle
- Schwere Reizbarkeit, mit einem Hitzegefühl im Gesicht
- Stoppt Blutungen aufgrund von Hitzesyndromen
- Unterdrückt das Leber-Yang
- Tinnitus
- Behandelt feuchte Hitze im Unterbauch, die sich unter anderem in einer Harnwegsinfektion manifestieren kann
- Behandelt durch Leber-Probleme verursachte Depressionen

Leber 2 ist ein wichtiger Punkt, es behandelt Symptome des Leber-Feuers und der Hitze im Blut. Denken Sie daran, dass einige dieser Symptome durch andere Ungleichgewichte verursacht werden können. Tinnitus zum Beispiel kann mit einer Nieren-Schwäche zusammenhängen. Für alle Symptome muss eine vollständige Diagnose gestellt werden.

Leber 2 ist ein wichtiger Punkt bei Reizbarkeit. Es reinigt kräftig Hitze oder Feuer im Leber-Feuer und baut Stress ab. Dieser Punkt kann mit Leber 3 kombiniert werden. Es behandelt die Emotionen, wenn jemand sehr gereizt ist, ein errötetes Gesicht oder ein heißes Gefühl im Gesicht bekommt, wenn er gereizt oder gestresst ist. Wenn eine Person „in die Luft geht“ oder leicht verärgert ist, sollten Sie diesen Punkt in Betracht ziehen. Leber 2 und 3 werden zur Behandlung von Stress eingesetzt, der in der chinesischen Medizin am häufigsten durch Leber-Ungleichgewichte verursacht wird.

Leber 3

Befindet sich zwischen dem ersten und zweiten Zeh, etwa 1,5 cun über dem Zehensteg. Bitte beachten Sie, dass die Größe der Fußknochen bestimmt, wie weit dieser Punkt vom Zehensteg entfernt ist, jeder ist anders. Es befindet sich in der Vertiefung zwischen dem ersten und zweiten Mittelfußknochen.

Um Leber 3 zu lokalisieren, können Sie mit dem Finger vom Zehensteg bis zu den Fußknochen laufen, Sie werden eine kleine Einbuchtung finden, kurz bevor Sie zu den Fußknochen gelangen. Das Bild zeigt den

Punkt mit einem Kreis um ihn herum, so dass Sie sehen können, dass Leber 3 in einer kleinen Vertiefung am Fuß liegt.

Funktionen und allgemeine Verwendung

- Verschwommene Sicht
- Schwindelgefühl
- Augenleiden
- Häufiges Seufzen
- Kopfschmerzen
- Hepatitis
- Leistenbruch
- Hoher Blutdruck
- Schlaflosigkeit
- Unregelmäßige Menstruation
- Gelbsucht
- Migräne-Kopfschmerzen
- Morgendliche Übelkeit
- Übelkeit
- Reguliert Blut
- Reguliert Hormone
- Reguliert das Leber-Qi.
- Entspannt den gesamten Körper
- Unruhige Fötus-Störung, Akupunktur hilft, das Baby im Uterus zu beruhigen
- Beruhigt das Ansteigen von Leber-Yang.
- Stressabbau
- Behandelt durch Stress verursachte Depressionen
- Uterusvorfall
- Schwindel, Hauptpunkt
- Sehprobleme
- Erbrechen

Die meisten Menschen müssen sich mit Leber 3 behandeln lassen. Es baut Stress ab und ist sehr entspannend. Es behandelt alle Krankheiten, die nach Ansicht der chinesischen Medizin ihren Ursprung im Leber haben. Es behandelt Migränekopfschmerzen und hilft,

Muskelverspannungen zu lösen. Akupressur ist bei diesem Punkt wirksam. Bei Bedarf kann ein Magnetkügelchen appliziert werden. Denken Sie daran, die Magnetkügelchen nach acht Stunden zu entfernen, da der Punkt sonst vorübergehend nicht mehr auf die Behandlung anspricht.

Ein Anstieg des Leber-Yang wird häufig bei Bluthochdruck beobachtet. Der Stress wirkt sich auf die Leber aus, die dann zum Kopf hin ansteigt. Die Kontrolle von Wut und Bluthochdruck ist wichtig, um Schlaganfälle zu verhindern. Akupunktur baut Stress und Ärger ab.

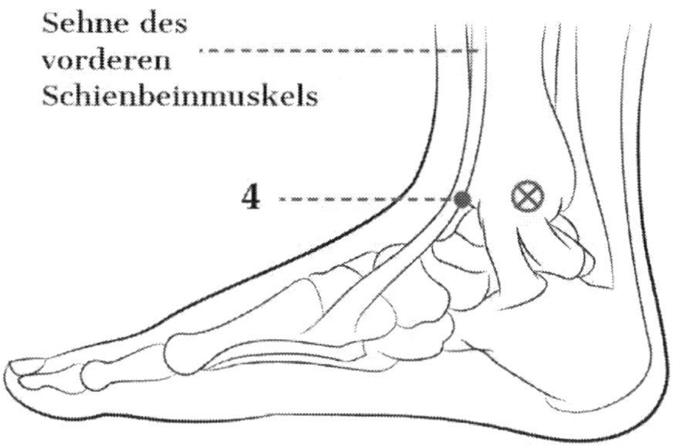

Leber

Leber 4
Befindet sich 1 cun vor dem medialen Malleolus (Knöchel auf der Fußinnenseite). Befindet sich in der Vertiefung auf der medialen Seite der Sehne des vorderen Schienbeinmuskels.

Funktionen und allgemeine Verwendung
Es reguliert das Leber-Qi und klärt die Hitze. Es klärt die Hitze in der Leber- und Gallenblase. Es kann bei Gelbsucht und Genitalschmerzen verwendet werden.

Leber 5
Befindet sich 5 cun oberhalb der Spitze des medialen Malleolus, nahe der medialen hinteren Grenze des Tibiaknochens.

Funktionen und allgemeine Verwendung
Es reguliert die Leber und klärt feuchte Hitze. Es kann zur Behandlung von Erkrankungen wie Leistenbrüchen und Menstruationsproblemen verwendet werden.

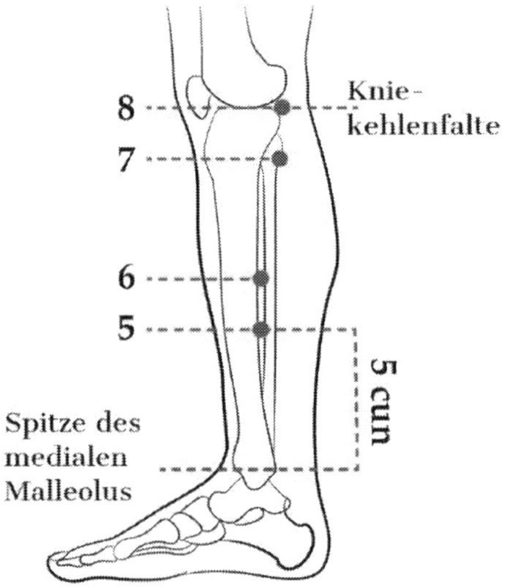

Leber

Leber 6
Befindet sich 7 cun oberhalb der Spitze des medialen Malleolus, nahe der medialen Grenze der Tibia.

Funktionen und allgemeine Verwendung
Reguliert das Leber-Qi.

Leber 7
Befindet sich hinter und unterhalb des medialen Gelenkkopfes der Tibia, im oberen Teil des medialen Kopfes des Wadenmuskels.

Funktionen und allgemeine Verwendung
Kann bei Knieschmerzen verwendet werden.

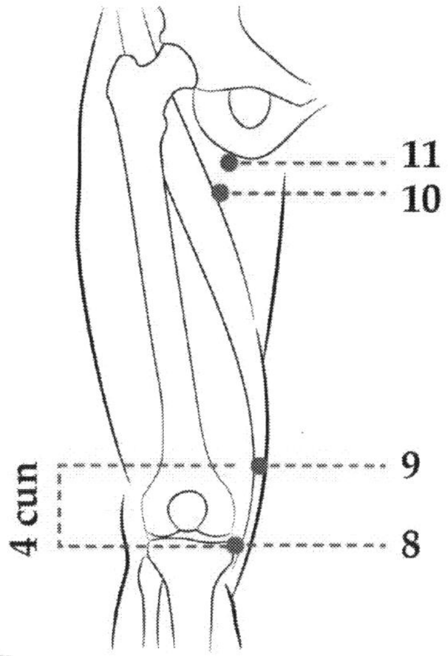

Leber

Leber 8
Mit gebeugtem Knie zu lokalisieren, es befindet sich in der Vertiefung am Ende der Kniekehle.

Funktionen und allgemeine Verwendung
Befreit den unteren Teil des Körpers von feuchter Wärme, wirkt sich positiv auf die Gebärmutter aus und reguliert die Menstruation.

Leber 9
Befindet sich 4 cun oberhalb des medialen Epikondylus (Gelenkhöckers) des Oberschenkelknochens.

Funktionen und allgemeine Verwendung
Reguliert die Menstruation.

Leber 10
Befindet sich 3 cun unterhalb von Magen 30, am seitlichen Rand des Abduktor longus Muskels.

Funktionen und allgemeine Verwendung
Behandelt abdominale Dehnungen, Gebärmuttersenkungen und Hodenschmerzen.

Leber 11
Befindet sich 2 cun unterhalb von Magen 30, am seitlichen Rand des Abductor longus Muskels.

Funktionen und allgemeine Verwendung
Es wirkt sich positiv auf die Gebärmutter aus, wird aber nicht häufig verwendet.

Leber 12
Befindet sich unterhalb und lateral der Schambeinfuge, 0,5 cun lateral des Ren-Meridians, an der Leistenfurche. Diese Position entnehmen Sie bitte dem Hauptbild. Dieser Punkt liegt in der Schamgegend und wird nicht häufig verwendet.

Funktionen und allgemeine Verwendung
Dieser Punkt könnte für Genitalprobleme verwendet werden, ist aber nicht üblich.

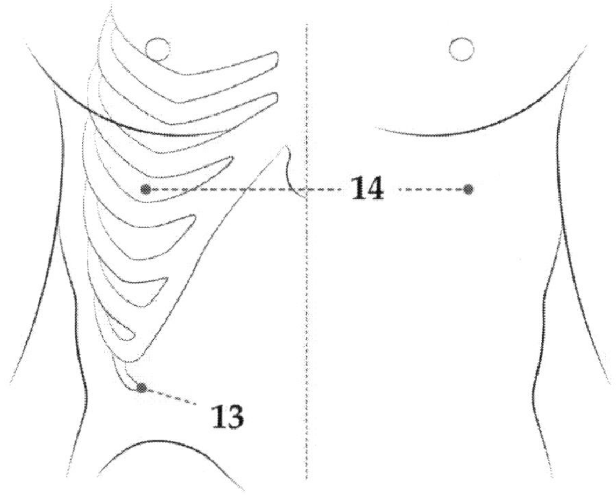

Leber

Leber 13
Auf der lateralen Seite des Abdomens, unterhalb des freien Endes der 11. kurzen Rippe.

Funktionen und allgemeine Verwendung
Es reguliert die Leber und verbessert die Verdauung.

Leber 14
Direkt unterhalb der Brustwarze, im sechsten Zwischenrippenraum.

Funktionen und allgemeine Verwendung
Es regelt die Leber und Gallenblase. Es könnte zur Behandlung von Hepatitis, Pankreatitis und anderen Lebererkrankungen eingesetzt werden.

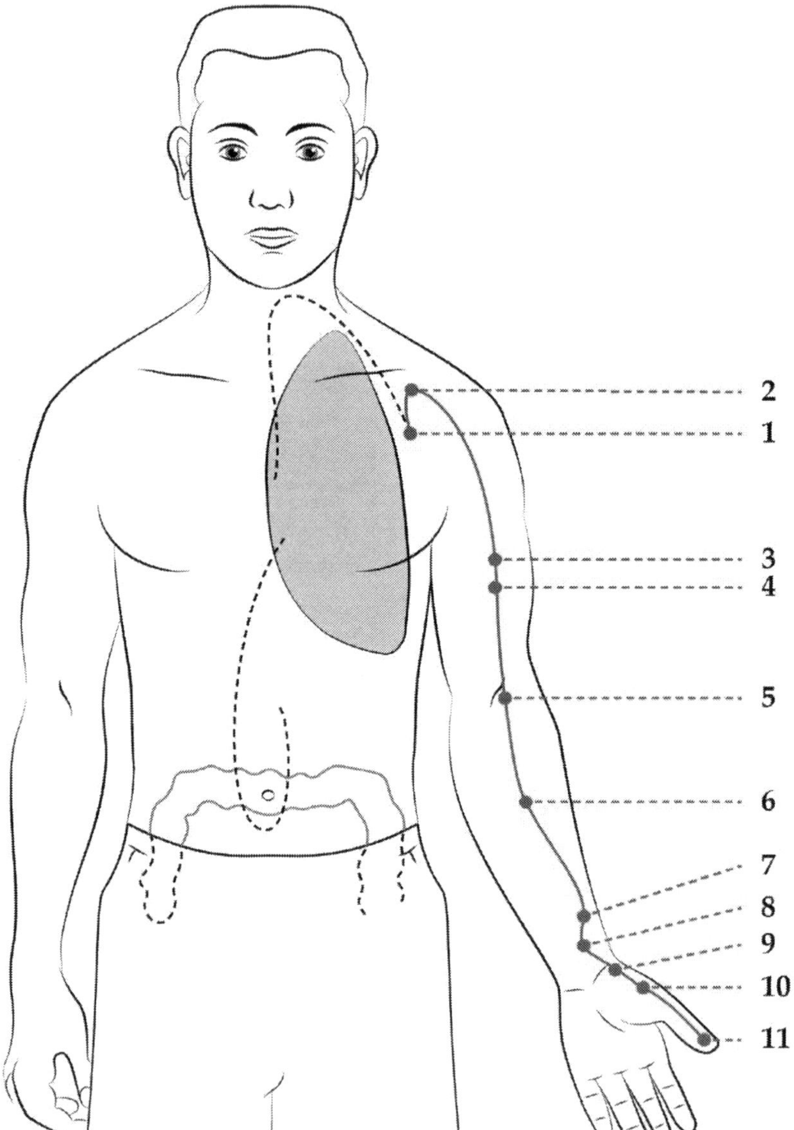

Lungen-Meridian

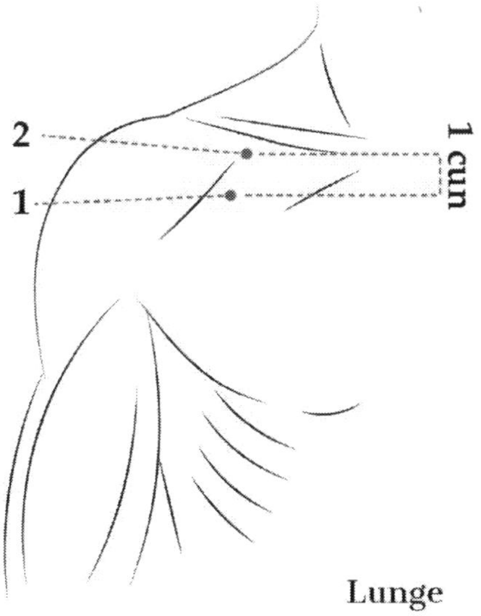

Lunge

Lunge 1
Befindet sich latero-superior zum Sternum an der lateralen Seite des ersten Zwischenrippenraums, 6 cun lateral zur Mittellinie.

Funktionen und allgemeine Verwendung
Lunge 1 reguliert und stärkt die Lunge, lindert Husten, Keuchen und Atembeschwerden. Ich schlage vor, dass keine Akupressur an Brust oder Bauch durchgeführt wird, es sei denn, sie wird von einem lizenzierten Akupunkteur durchgeführt. Lunge 5, 7 und 9 werden in der Praxis häufiger zur Behandlung von Lungenproblemen eingesetzt.

Lunge 2
In der Vertiefung zwischen dem akromialen Ende des Schlüsselbeins, 6 cun lateral zur Mittellinie.

Funktionen und allgemeine Verwendung
Dieser Punkt wird im Allgemeinen nicht benuzt. Er reguliert die Lunge.

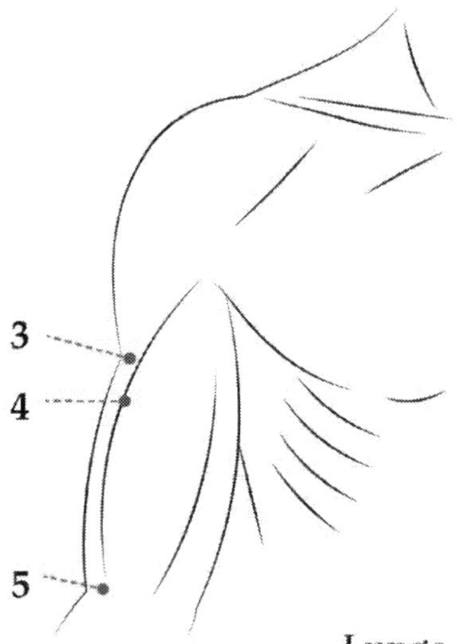

Lunge

Lunge 3
Auf der medialen Seite des Oberarms, 3 cun unterhalb des Endes der Achselhöhle, auf der Seite der Speiche am Bizepsmuskel.

Funktionen und allgemeine Verwendung
Reguliert die Lunge.

Lunge 4
Auf der medialen Seite des Oberarms, 1 cun unterhalb von Lunge 3, auf der Daumenseite des Bizepsmuskels.

Funktionen und allgemeine Verwendung
Reguliert die Lunge.

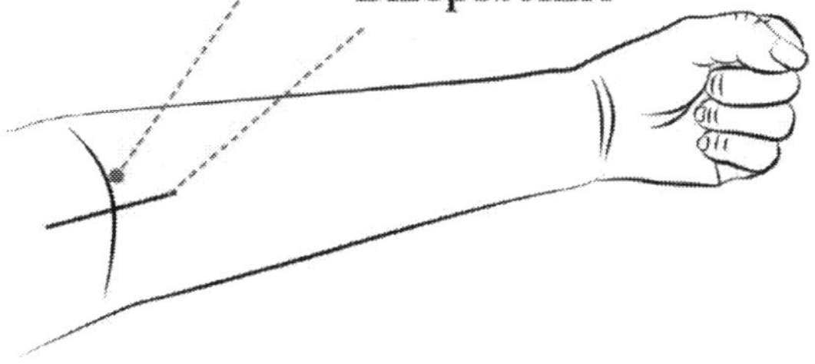

Lunge

Lunge 5
In der Ellenbogenbeuge, auf der Daumenseite der Bizepssehne. Lokalisieren Sie den Punkt, indem der Ellenbogen gebeugt ist. Wird eine Faust gemacht, wird die Sehne stärker hervortreten.

Funktionen und allgemeine Verwendung

- Bronchitis
- Reinigt die Lungen von Hitze
- Erkältungen und Grippe
- Husten
- Entzündliche Lungenerkrankungen
- Reguliert die Lungenfunktion
- Kurzatmigkeit
- Keuchen

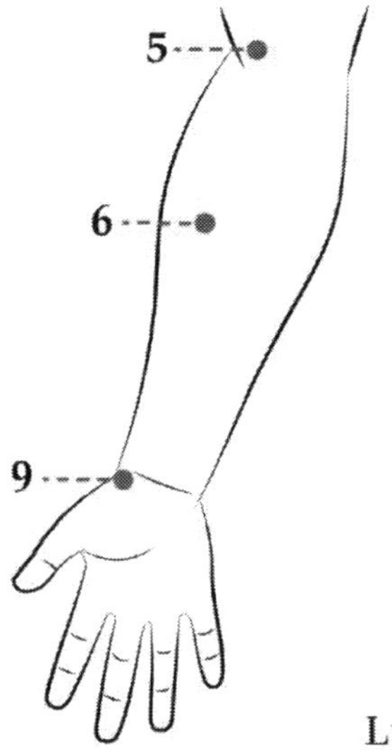

Lunge

Lunge 5 wird zur Behandlung von Entzündungen in der Lunge eingesetzt. Die Linderung der Entzündung trägt dazu bei, die Ursache der übermäßigen Schleimproduktion zu lindern.

Lunge 6

Auf der Handflächenseite des Unterarms, auf der Verbindungslinie zwischen Lunge 9 und Lunge 5. 7 cun oberhalb der Handgelenksfalte und 5 cun unterhalb des Ellenbogens.

Funktionen und allgemeine Verwendung

Reguliert die Lunge und klärt Entzündungen in der Lunge. Könnte zur Behandlung von Asthma, Husten, Bluthusten und Schluckauf verwendet werden.

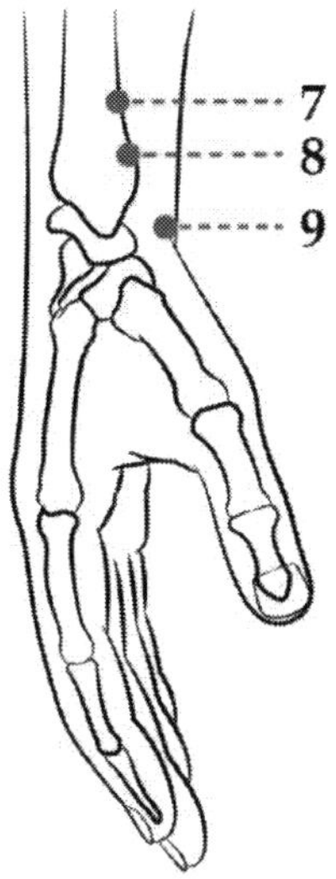

Lunge

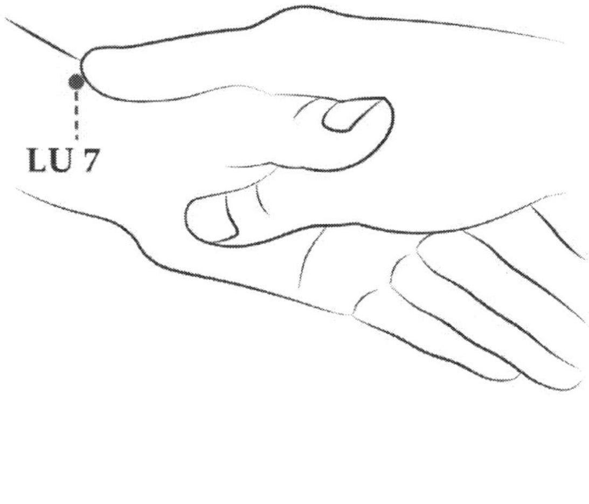

Lunge 7
Oberhalb des Griffelfortsatzes der Speiche, 1,5 cun oberhalb der Handgelenkfalte. Befindet sich in der Vertiefung zwischen den beiden Sehnen oberhalb des Handgelenks. Zum Lokalisieren die Hände wie im Bild gezeigt übereinander legen.

Funktionen und allgemeine Verwendung

- Bronchitis
- Mukus oder Schleim in den Lungen oder Nebenhöhlen
- Reguliert und stärkt die Lunge
- Stoppt den Husten - sehr wirksam bei allen Lungenproblemen, einschließlich Erkältungen und Grippe, Allergien oder Asthma
- Keuchen

Lunge 7 ist ein wichtiger Punkt, der Husten, Keuchen sowie Bronchitis mit Husten behandelt. Akupunktur und Akupressur können die Genesung von Erkältungen und Grippe beschleunigen, indem sie das Immunsystem stimulieren und die Produktion von Mukus auflösen. Es ist üblich, dass der Husten innerhalb weniger Minuten nach der Akupunktur der Lunge 7 aufhört. Bei Erkältungen und Grippe behandeln Sie Dickdarm 4 und 11, Magen 36 und 40. Ich würde eine Behandlung mindestens alle zwei Stunden empfehlen. Akupressur ist bei diesem Punkt wirksam.

Lunge 8
Befindet sich 1 cun oberhalb der Handgelenkfalte, in der Vertiefung auf der lateralen Seite der Arteria radialis.

Funktionen und allgemeine Verwendung
Reguliert die Lungen zur Behandlung von Husten und Keuchen.

Lunge 9
An der Daumenseite der Handgelenksfalte, in der Vertiefung auf der lateralen Seite der Arteria radialis.

Funktionen und allgemeine Verwendung

Dieser Punkt stärkt die Lunge und löst den Mukus in der Lunge auf. Es reguliert die Lungenfunktion zur Behandlung von Husten, Asthma, Keuchen und Atembeschwerden.

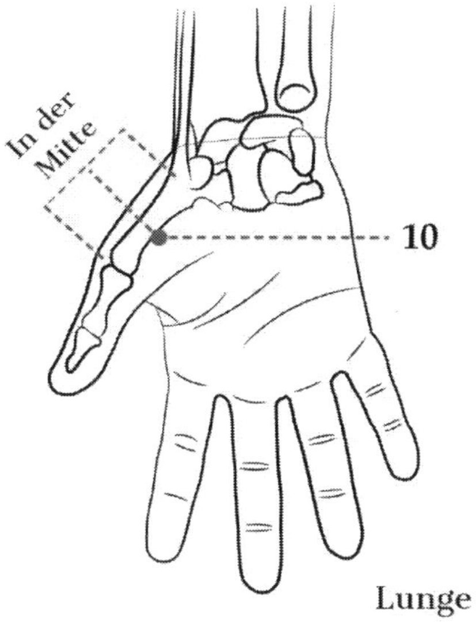

Lunge 10

Auf der radialen (Daumen-)Seite des ersten Mittelhandknochens, am Übergang zwischen der roten und weißen Haut.

Funktionen und allgemeine Verwendung

Klärt die Hitze in der Lunge, die von einer Entzündung herrührt. Befeuchtet die trockene Kehle zur Behandlung von Halsschmerzen, Heiserkeit und Stimmverlust.

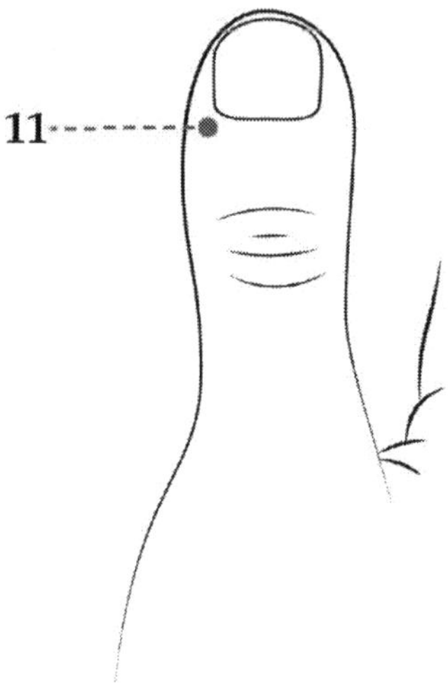

Lunge

Lunge 11
Auf der Seite der Speiche am Daumen, 0,1 cun hinter der Fingernagelecke.

Funktionen und allgemeine Verwendung
Klärt das Lungen-Feuer (intensive Entzündung), behandelt Erkältung und Grippe und belebt das Bewusstsein.

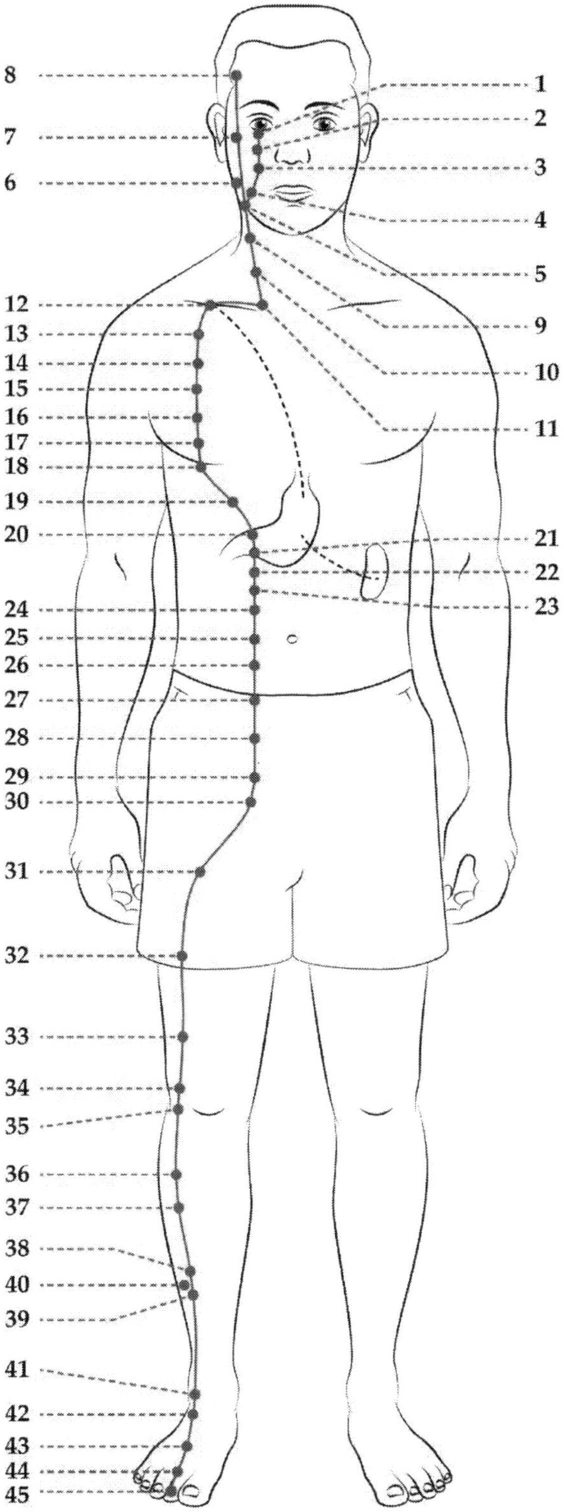

Magen-Meridian

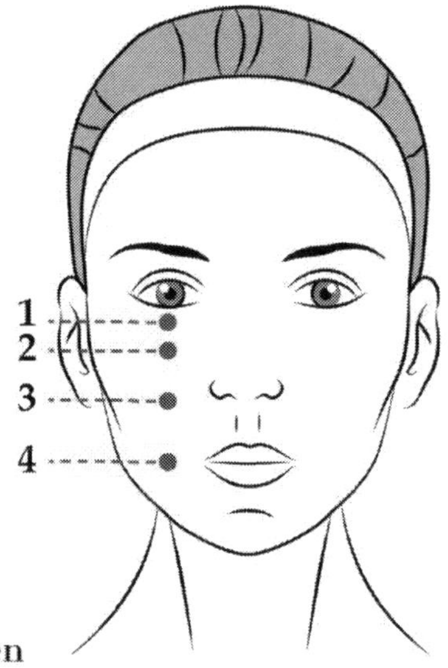

Magen 1
Befindet sich direkt unter der Pupille, innerhalb des Augenhöhlenrings, der durch den Knochen für die Augenhöhle gebildet wird.

Funktionen und allgemeine Verwendung
Magen 1 reguliert die Blutzirkulation in den Augen, und es kann zur Behandlung aller Augenerkrankungen einschließlich Bindehautentzündung, Augenschmerzen und übermäßiger Tränenproduktion verwendet werden.

Magen 2
Befindet sich direkt unter der Pupille, am unteren Rand der Augenhöhle.

Funktionen und allgemeine Verwendung
Dieser Punkt kann anstelle von Magen 1 zur Behandlung von Augenkrankheiten verwendet werden. Magen 2 behandelt juckende Augen, übermäßige Tränenproduktion, Trigeminusneuralgie, Bindehautentzündung, Kurzsichtigkeit, Augenlidkrämpfe, Augenrötung und -schmerz sowie Farbenblindheit. Es wird zur Behandlung von Spulwürmern im Gallengang als parasitenausstoßend aufgeführt. Es

kann die Stirnhöhlen öffnen, um Nebenhöhlenkopfschmerzen und Nasennebenhöhlenentzündungen zu behandeln.

Magen 3
Befindet sich direkt unter der Pupille, auf der Höhe des unteren Nasenlochrandes.

Funktionen und allgemeine Verwendung
Behandelt Gesichtslähmung, Trigeminusneuralgie, Augenlidzucken, Zahnschmerzen, Schwellungen der Lippen und Wangen und übermäßige Tränenproduktion.

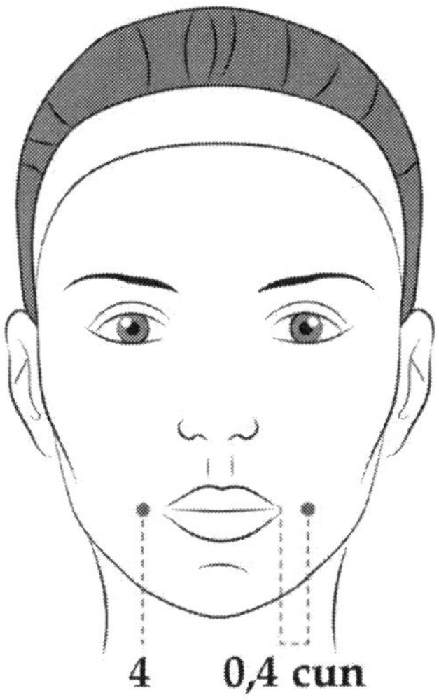

Magen

Magen 4
Befindet sich 0,4 cun seitlich des Mundwinkels.

Funktionen und allgemeine Verwendung
Behandelt Gesichtslähmung, Trigeminusneuralgie, übermäßige Speichelproduktion, Mundabweichungen, Zahnschmerzen, Lidzuckungen und die Unfähigkeit, das Auge zu schließen. Dieser Punkt stellt die Zirkulation im Magen-Meridian deutlich wieder her, um Störungen im Gesicht zu behandeln. Bei der Behandlung von

Nervenstörungen, wie z.B. Gesichtslähmung, kann auch die gesunde, nicht betroffene Seite des Gesichts behandelt werden.

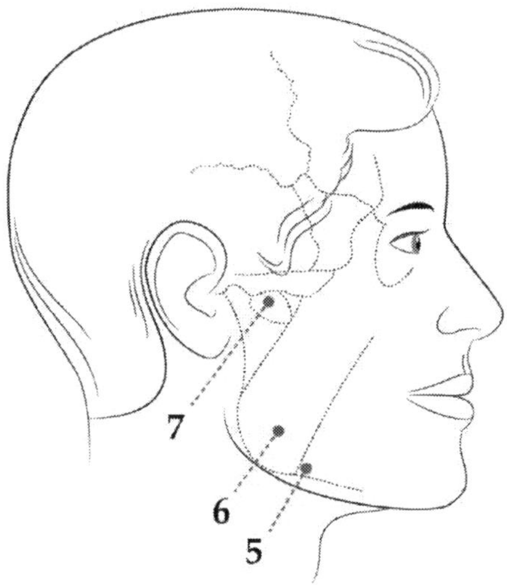

Magen

Magen 5
Befindet sich vor dem Kieferwinkel, vor dem Kaumuskel, in der Vertiefung, die beim Ausbeulen der Wange entsteht.

Funktionen und allgemeine Verwendung
Behandelt Gesichtslähmung, Gesichtsschmerzen, Kiefersperre, Gesichtsschwellung, Mundabweichung und Zahnschmerzen.

Magen 6
Befindet sich 1 Fingerbreite vor und oberhalb des unteren Winkels des Unterkiefers, an der Vorwölbung des Kaumuskels. Übersetzung: Vor und unterhalb des Kieferwinkels gelegen, zu lokalisieren mit zusammengepresstem Kiefer, was eine leichte Ausbuchtung des Muskels verursacht.

Funktionen und allgemeine Verwendung
Behandelt Gesichtslähmung, Kiefersperre, Zahnschmerzen im Unterkiefer, Halsschmerzen, Kieferverspannungen oder das CMD-

Syndrom. Es löst Blockaden im Meridian, die durch einen Schlaganfall oder regelmäßiges Zusammenpressen der Kiefer verursacht werden können. Behandelt Schwierigkeiten beim Öffnen des Mundes.

Magen 7
Befindet sich am unteren Rand des Jochbogens oder Wangenknochens in der Vertiefung vor dem Kieferknochenfortsatz.

Funktionen und allgemeine Verwendung

- Gehörlosigkeit
- Schwierigkeit, den Mund zu öffnen, wie bei einer Kiefersperre
- Gesichtsschmerz
- Gesichtslähmung
- Versetzung des Kiefers
- Tinnitus - Ohrgeräusche
- CMD
- Zahnschmerzen
- Trigeminusneuralgie

Magen 7 befindet sich vor dem Ohr und ist sehr wirksam zur Behandlung von Kiefererkrankungen. Die Behandlung dieses Punktes entspannt die Muskeln rund um den Kiefer und ermöglicht es dem Kiefer, normal zu funktionieren. Regelmäßiges Zähneknirschen oder Zusammenpressen der Kiefer durch Stress kann zu Gelenkproblemen führen, wenn verspannte Muskeln die Beweglichkeit und Ausrichtung des Gelenks beeinträchtigen.

Magen 8
Befindet sich 0,5 cun von der vorderen Haarlinie, an der Stirnecke.

Funktionen und allgemeine Verwendung
Behandelt verschwommenes Sehen, Lidzucken und stechende Augenschmerzen. Es verbessert die Blutzirkulation in den Augen und kann übermäßige Tränenproduktion behandeln.

Hinweis: Die Punkte auf dem Magen-Meridian, die sich auf dem Hals und der Brust befinden, werden nicht häufig verwendet. Ich wollte sie aber als Referenz einbeziehen.

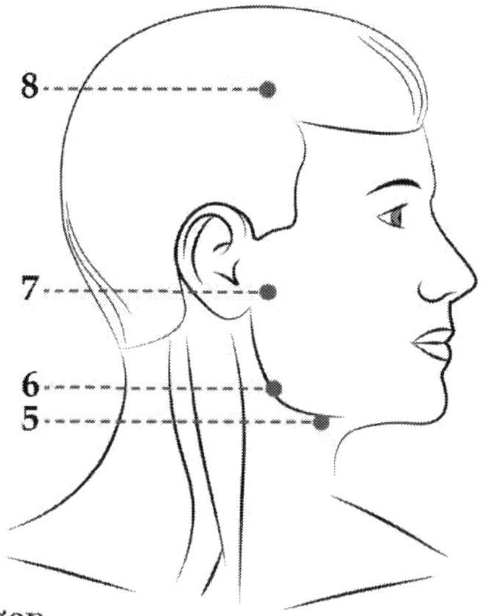

Magen

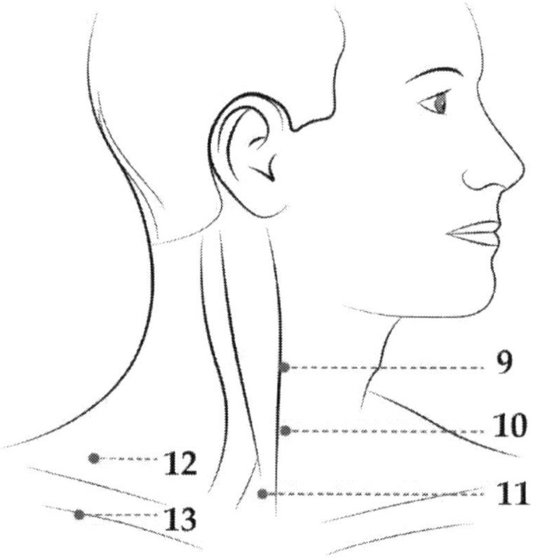

Magen

Magen 9
Befindet sich am Hals, 1,5 cun lateral des Kehlkopfes.

Funktionen und allgemeine Verwendung
Befeuchtet die Kehle und kann zur Behandlung von Schluckbeschwerden verwendet werden.

Magen 10
Am vorderen Rand des Kopfwendermuskels (M. sternocleidomastoideus), auf halbem Weg zwischen Magen 9 und 11.

Funktionen und allgemeine Verwendung
Behandelt Halsschmerzen.

Magen 11
Am medialen Ende des Schlüsselbeins, direkt unterhalb von Magen 9.

Funktionen und allgemeine Verwendung
Behandelt Halsschmerzen.

Magen 12
Befindet sich in der Mitte des Schlüsselbeingrube (Fossa supraclavicularis).

Funktionen und allgemeine Verwendung
Behandelt Halsschmerzen, Husten und Schmerzen in der Fossa supraclavicularis, d.h. im Bereich oberhalb des Schlüsselbeins.

Magen 13
Direkt unter Magen 12, am unteren Rand des Schlüsselbeins.

Funktionen und allgemeine Verwendung
Behandelt Völlegefühl in der Brust, Husten und Asthma.

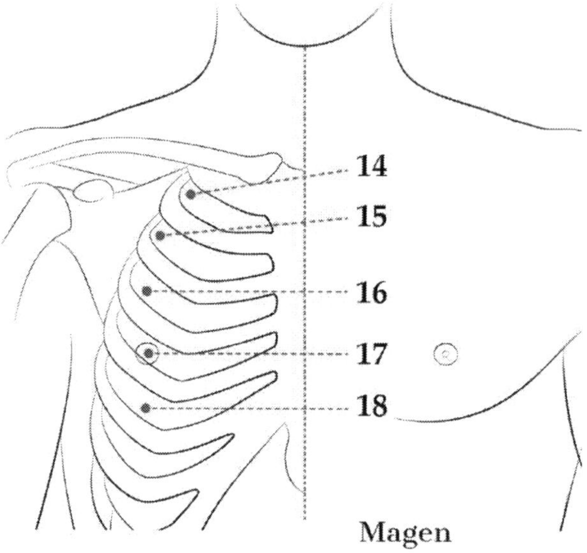

Magen 14
Befindet sich im ersten Zwischenrippenraum oder zwischen den Rippenknochen, 4 cun lateral zur Mittellinie.

Funktionen und allgemeine Verwendung
Behandelt Brustüberdehnung.

Magen 15
Befindet sich im zweiten Zwischenrippenraum, 4 cun lateral zur Mittellinie.

Funktionen und allgemeine Verwendung
Behandelt Schmerzen in der Brust und Mastitis. Behandelt Lungenerkrankungen wie Husten, Keuchen und Kurzatmigkeit.

Magen 16
Befindet sich im dritten Zwischenrippenraum, 4 cun lateral zur Mittellinie.

Funktionen und allgemeine Verwendung
Behandelt Schmerzen in der Brust, Kurzatmigkeit, Asthma und Brustkrankheiten wie Brustabszesse oder Mastitis.

Magen 17
Befindet sich an der Brustwarze, im vierten Zwischenrippenraum, 4 cun lateral zur Mittellinie.

Funktionen und allgemeine Verwendung
Dieser Punkt wird als anatomischer Orientierungspunkt verwendet, und es wird im Allgemeinen nicht behandelt.

Magen 18
Befindet sich im fünften Zwischenrippenraum, direkt unter der Brustwarze.

Funktionen und allgemeine Verwendung
Behandelt unzureichende Laktation, Mastitis und Brustschmerzen. Es reguliert die Zirkulation in den Brüsten. Es verbessert die Durchblutung in der Brust zur Behandlung von Husten, Völlegefühl in der Brust, Bronchitis und Asthma.

Magen 19
Befindet sich 6 cun oberhalb des Bauchnabels, 2 cun seitlich der Mittellinie.

Funktionen und allgemeine Verwendung
Behandelt Magenerkrankungen wie Völlegefühl im Unterleib, Erbrechen und Magenschmerzen.

Magen 20
Befindet sich 5 cun oberhalb des Bauchnabels, 2 cun seitlich der Mittellinie.

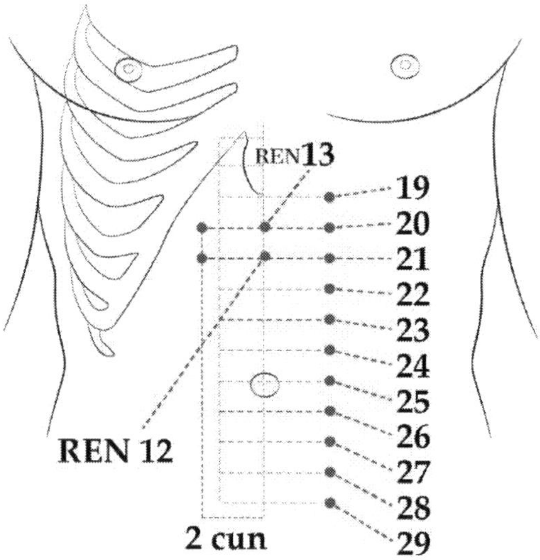

Magen

Funktionen und allgemeine Verwendung
Behandelt Bauchschmerzen, Erbrechen und Völlegefühl im Unterleib.

Magen 21
Befindet sich 4 cun oberhalb des Bauchnabels, 2 cun lateral der Mittellinie. Befindet sich auf der Höhe von Ren 12.

Funktionen und allgemeine Verwendung
Behandelt Bauchschmerzen, Völlegefühl im Unterleib und Erbrechen. Es reguliert die Verdauung.

Magen 22
Befindet sich 3 cun oberhalb des Bauchnabels, 2 cun seitlich der Mittellinie.

Funktionen und allgemeine Verwendung
Behandelt Völlegefühl im Unterleib, Durchfall und Ödeme.

Magen 23
Befindet sich 2 cun oberhalb des Bauchnabels, 2 cun seitlich der Mittellinie.

Funktionen und allgemeine Verwendung
Behandelt Magenschmerzen, Bauchschmerzen und Durchfall.

Magen 24
Befindet sich 1 cun oberhalb des Bauchnabels, 2 cun seitlich der Mittellinie.

Funktionen und allgemeine Verwendung
Behandelt Bauchschmerzen und Erbrechen. Es beruhigt den Geist, um manische Depressionen zu lindern. Eine Quelle gibt an, dass es manische Psychose behandelt. Bitte denken Sie daran, dass die chinesische Medizin emotionale Störungen über ihr eigenes System der Organmusterdiagnose behandelt.

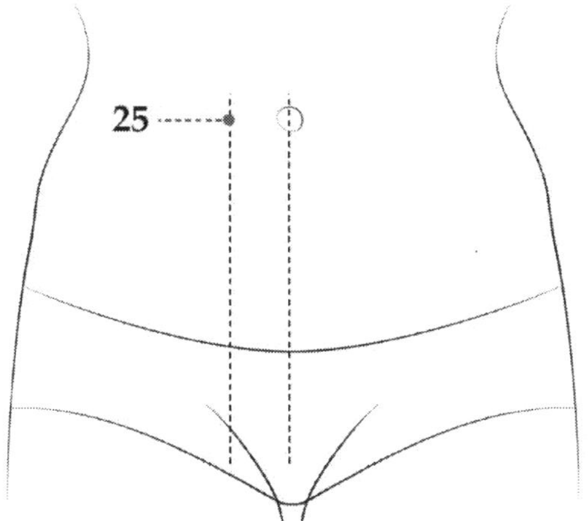

Magen

Magen 25
Befindet sich 2 cun seitlich des Bauchnabels.

Funktionen und allgemeine Verwendung
- Bauchschmerzen
- Blinddarmentzündung
- Darmentzündung
- Verstopfung
- Durchfall
- Ödem
- Darm-Abszess
- Darmverschluss
- Befeuchtet und reguliert den Darm zur Behandlung von Verstopfung
- Schmerzen am Bauchnabel
- Bauchspeicheldrüsenentzündung
- Reguliert die Verdauung
- Reguliert die Menstruation
- Reguliert den Darm
- Erbrechen

Dieser Punkt sollte während der Schwangerschaft nicht verwendet werden.

Dies ist ein wichtiger Punkt bei der Behandlung von Verdauungsstörungen. Es wird mit anderen Punkten kombiniert, um den Darm zu regulieren und um sowohl Verstopfung als auch Durchfall zu behandeln. Es verbessert die Durchblutung des Darms, wodurch die Darmfunktion reguliert wird. Es kann nach Bauchoperationen zur Wiederherstellung der normalen Funktion eingesetzt werden.

Magen 26
Befindet sich 1 cun unterhalb des Bauchnabels, 2 cun seitlich der Mittellinie.

Funktionen und allgemeine Verwendung
Behandelt Bauchschmerzen, Leistenbruch und Menstruationsschmerzen.

Magen 27
Befindet sich 2 cun unterhalb des Bauchnabels, 2 cun seitlich der Mittellinie.

Funktionen und allgemeine Verwendung
Behandelt Völlegefühl im Abdominalbereich und Hernien. Es stärkt die Nieren, um das Wasserlassen zu verbessern und schmerzhaftes Wasserlassen zu behandeln. Behandelt die vorzeitige Ejakulation und Schwierigkeiten beim Wasserlassen.

Magen 28
Befindet sich 3 cun unterhalb des Bauchnabels, 2 cun seitlich der Mittellinie.

Funktionen und allgemeine Verwendung
Behandelt Harn- und Stuhlretention, schmerzhaftes Wasserlassen, Nephritis, Blähungen im Bauchraum, Schmerzen im unteren Rückenbereich, Genitalschmerzen, Verstopfung und schmerzhafte Menstruationszyklen. Es treibt laut einer Quelle Nieren-Steine aus.

Magen 29
Befindet sich 4 cun unterhalb des Bauchnabels, 2 cun seitlich der Mittellinie.

Funktionen und allgemeine Verwendung
Behandelt Gebärmuttersenkungen, Vaginalschmerzen, Unfruchtbarkeit und reguliert die Menstruation. Behandelt Hernie, Leukorrhoe (Weissfluss) und Amenorrhoe, d.h. das abnormale Ausbleiben der Regelblutung.

Magen 30

Befindet sich 5 cun unterhalb des Bauchnabels, 2 cun lateral der Mittellinie. Magen 30 liegt in der Leistengegend, dieser Punkt wird nicht häufig verwendet.

Funktionen und allgemeine Verwendung

Reguliert die Menstruation, behandelt Unfruchtbarkeit und schmerzhafte Menstruationszyklen. Es stellt nach einer Quelle die normale Form der Gebärmutter nach der Entbindung wieder her. Es behandelt Genital- und Bauchschmerzen.

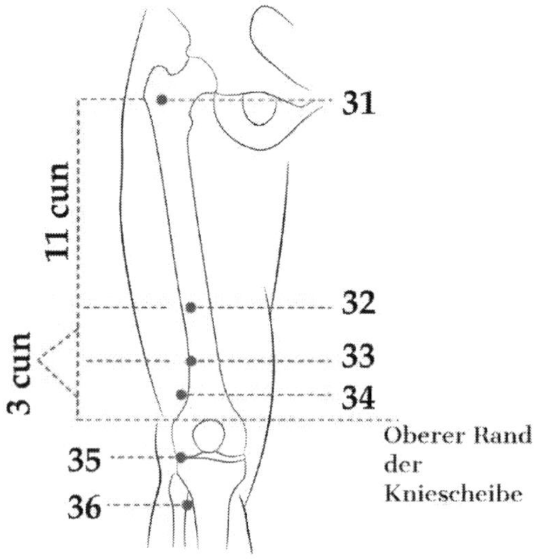

Magen

Magen 31

Befindet sich unterhalb des vorderen oberen Darmbeinstachels (Spina iliaca anterior superior) auf Höhe des unteren Randes der Schambeinfuge.

Funktionen und allgemeine Verwendung

Behandelt Bein- und Hüftatrophie oder -lähmung, Hüftschmerzen, Beinschmerzen, Taubheitsgefühl und Schmerzen im Bein. Es kann mit

Magen 36 und Magen 41 kombiniert werden, um Schmerzen zu lindern und die normale Funktion von Bein und Hüfte wiederherzustellen.

Magen 32
Befindet sich 6 cun von der Kniescheibe entfernt auf der Linie, die den vorderen, oberen Darmbeinstachel und den seitlichen Rand der Kniescheibe verbindet.

Funktionen und allgemeine Verwendung
Behandelt Knieschmerzen, Lähmung der Kniemuskeln, Schmerzen im unteren Rückenbereich und Nesselsucht.

Magen 33
Befindet sich 3 cun vom oberen Rand der Kniescheibe, auf der Linie zwischen dem seitlichen Rand der Kniescheibe und dem vorderen, oberen Darmbeinstachel.

Funktionen und allgemeine Verwendung
Lindert Schmerzen im unteren Rückenbereich, schwache Beine und Knie, Oberschenkelschmerzen. Behandelt Schmerzen und Steifheit der Beine und Knie.

Magen 34
Befindet sich 2 cun über dem oberen Rand der Kniescheibe.

Funktionen und allgemeine Verwendung
Behandelt Knieschmerzen und Schwellungen sowie Beinschmerzen. Behandelt Sodbrennen und Magenschmerzen.

Dies ist ein wichtiger Punkt bei der Behandlung von Knieschmerzen. Es wird oft kombiniert mit Magen 35 und 36, sowie Milz 9 und 10 und He Ding, das sich oberhalb des Knies befindet. Durch die Kombination dieser Punkte wird die Durchblutung im Knie stark verbessert, um Schmerzen zu lindern und das Knie nach einer Verletzung zu heilen oder um Kniearthrose zu behandeln und die Notwendigkeit einer Operation zu verhindern. Das Kniegelenk ist gross, und es ist leicht von einem Mangel an gesunder Blutzirkulation betroffen.

Einer meiner Patienten brach sich tatsächlich seine Kniescheibe in zwei Hälften. Er musste operiert werden, um sie wieder zusammenzusetzen, aber nach der Operation war sein Knie, wie Sie sich vorstellen können, sehr schmerzhaft. Ich behandelte die üblichen Kniepunkte, aber er hatte immer noch Schmerzen. Ich stellte fest, dass sich um seine Kniescheibe herum Narbengewebe gebildet hatte, da diese über einen Monat lang nicht bewegt worden war.

Das Bindegewebe oben auf der Kniescheibe war entweder geschrumpft, oder es hatte sich Narbengewebe gebildet, oder beides. Also führte ich etwa 30 Nadeln an der Oberseite seiner Kniescheibe ein, wobei ich die Nadeln gerade noch in seine Haut einführte, um die Haut und das Gelenkgewebe zu durchdringen. Das lernt man nicht in der Schule, man muss sich nur anpassen, wenn Patienten nicht wie erwartet reagieren. Nachdem ich sein Knie auf diese Weise behandelt hatte, waren seine Schmerzen fast verschwunden.

Dieser Fall zeigt, warum es wichtig ist, daran zu denken, dass Ihr Akupunkteur die Punkte, die Sie brauchen, entsprechend seiner Ausbildung auswählt und wie Sie auf jede Behandlung ansprechen. Jedes Mal, wenn Sie sich akupunktieren lassen, werden möglicherweise ganz andere Punkte behandelt. Alle Arten der Akupunktur sind wirksam, es gibt viele Möglichkeiten, Krankheiten mit Akupunktur zu behandeln.

Magen 35
Dieser Punkt befindet sich bei gebeugtem Knie am unteren Rand der Kniescheibe in der Vertiefung seitlich des Kniescheibenbandes („Ligamentum patellae“). Die Patella ist die Kniescheibe, das Kniescheibenband ist das Bindegewebe für die Kniescheibe.

Funktionen und allgemeine Verwendung
Behandelt Knieschmerzen und Schwellungen sowie Taubheit und Atrophie des Unterschenkels.

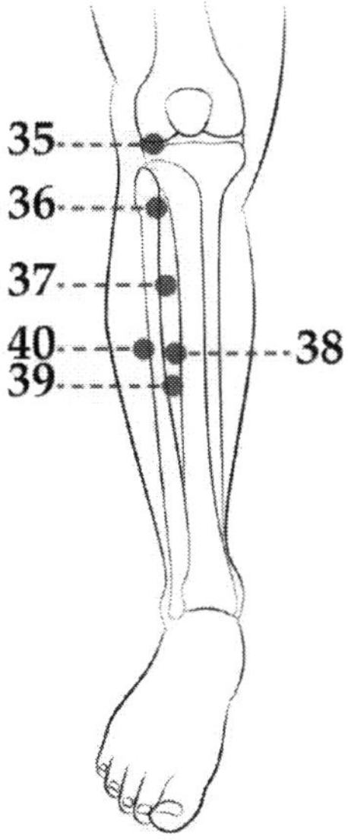

Magen

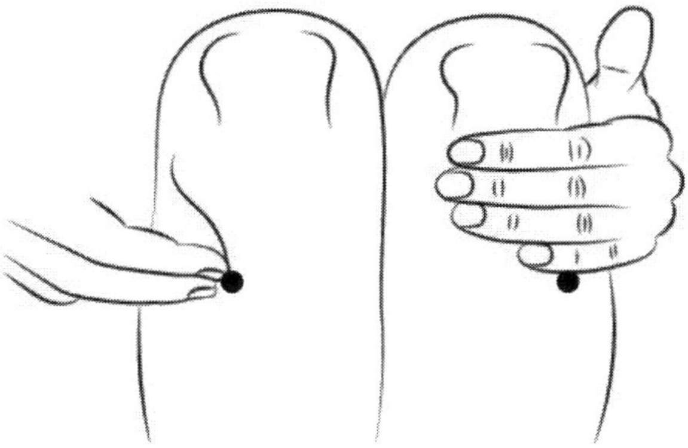

Magen 36

Magen 36
Befindet sich 3 cun unterhalb von Magen 35 und eine Fingerbreite von der vorderen Schienbeinkante.

Magen 36 kann auf verschiedene Weise lokalisiert werden. Sie können Ihre Hand über das Knie legen, um den Punkt zu messen. Der Zeigefinger wird in Höhe der Knieaugen platziert, das sind die kleinen Vertiefungen auf beiden Seiten Ihrer Kniescheibe. Der Punkt befindet sich direkt unter Ihrem kleinen Finger. Sie können die Position auch mit Hilfe des Schienbeins oder des Wadenbeins überprüfen.

Funktionen und allgemeine Verwendung
Magen 36 ist vielleicht der am häufigsten verwendete Akupunktur-Punkt. Es hat so viele Funktionen, dass ich die Funktionen von den Indikationen trennen werde, um es leichter verständlich zu machen. Akupressur ist an diesem Punkt wirksam.

Reguliert und stärkt die Milz und den Magen
- Völlegefühl im Abdominalbereich
- Bauchschmerzen
- Rülpsen
- Verstopfung
- Zwerchfell-Krämpfe
- Durchfall
- Schluckbeschwerden
- Ödeme, Flüssigkeitsansammlungen
- Müdigkeit
- Gastritis
- Schluckauf
- Verdauungsstörungen
- Mastitis
- Übelkeit
- Bauchspeicheldrüsenentzündung
- Geringer Appetit
- Vorfall von Organen
- Magenschmerzen
- Erbrechen

Reguliert und stärkt die Lunge
- Asthma

- Atembeschwerden
- Husten
- Müdigkeit
- Immunsystem-Tonikum, kann bei Allergien, Erkältung und Grippe sowie allgemeiner Schwäche des Immunsystems eingesetzt werden
- Kurzatmigkeit

Reguliert und befeuchtet den Darm

- Bauchschmerzen
- Blinddarmentzündung
- Verstopfung
- Durchfall
- Enteritis, Darmentzündung
- Darm-Abszess

Reguliert und stärkt das Immunsystem

- Allergien
- Erkältungen und Grippe
- Nesselsucht

Verschiedenes

- Anämie, hilft bei der Blutbildung
- Unterstützung der Laktation
- Verschwommene Sicht
- Abszess der Brust
- Schluckbeschwerden
- Schwindelgefühl
- Halbseitenlähmung
- Bluthochdruck, kombinieren Sie ihn mit anderen Punkten, um die zugrunde liegende Ursache zu behandeln
- Knieschmerzen, kombiniert mit anderen Punkten
- Knie-Schwäche
- Schmerzen im Bein
- Lähmung der Beine
- Beinschwäche

- Leukorrhöe
- Mastitis

Dieser Punkt ist einer der wichtigsten Punkte am Körper, um das Energieniveau zu verbessern. Es verbessert die Verdauung und lindert die Müdigkeit. Es wird „Drei Meilen des Fußes" genannt, weil das Sprichwort sagt, dass man, selbst wenn man sich am Punkt der Erschöpfung befindet, diesen Punkt behandeln und noch drei Meilen laufen kann.

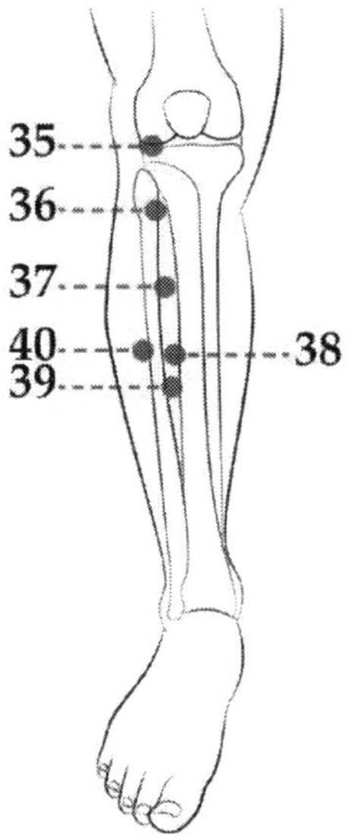

Magen

Magen 37
Befindet sich 3 cun unterhalb von Magen 36, eine Fingerbreite seitlich der Schienbeinkante.

Funktionen und allgemeine Verwendung

- Bauchschmerzen und Völlegefühl
- Blinddarmentzündung
- Durchfall
- Enteritis, Darmentzündung

- Gastritis
- Verdauungsstörungen
- Darm-Abszess
- Darmverschluss
- Beinschmerzen und Taubheit
- Beinschwäche und Atrophie
- Reguliert den Darm und den Magen
- Löst Stauungen im Darm auf

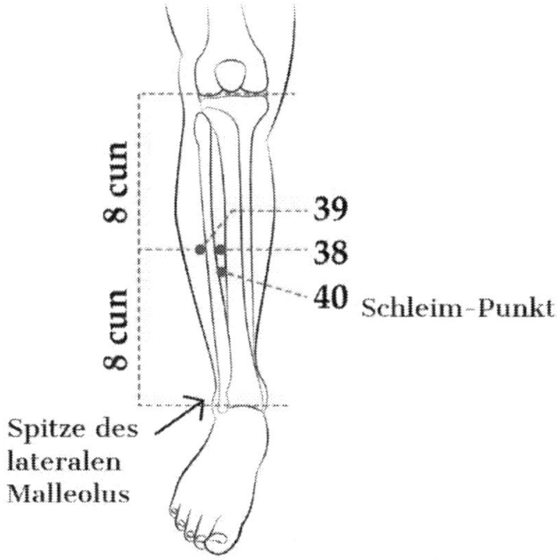

Magen

Magen 38

Befindet sich auf halbem Weg zwischen dem Knieauge und der Spitze des lateralen Malleolus, dem Knöchel an der Außenseite des Beins. Befindet sich 2 cun unterhalb von Magen 37.

Funktionen und allgemeine Verwendung

- Schulterschmerzen oder -steifheit
- Unterschenkelschmerzen oder -atrophie
- Wärme in den Fußsohlen
- Fallfuß, Schwierigkeit, den vorderen Teil des Fusses anzuheben

Magen 38 behandelt Schulterschmerzen. In einigen Fällen erfolgt die Schmerzlinderung sofort. Zur Behandlung der Schulter können zusätzliche Punkte hinzugefügt werden. Es können Punkte an der Schulter eingesetzt werden, die die Durchblutung wiederherstellen und beim Abbau von Narbengewebe helfen, das häufig die Bewegung beeinträchtigt.

Magen 39

Befindet sich 3 cun unterhalb von Magen 37, eine Fingerbreite von dem Schienbeinkamm entfernt.

Funktionen und allgemeine Verwendung

- Reguliert den Darm
- Schmerzen im unteren Rückenbereich, die sich auf die Genitalien beziehen
- Unterleibsschmerzen
- Abszess in der Brust
- Schmerzen oder Lähmungen im Unterschenkel

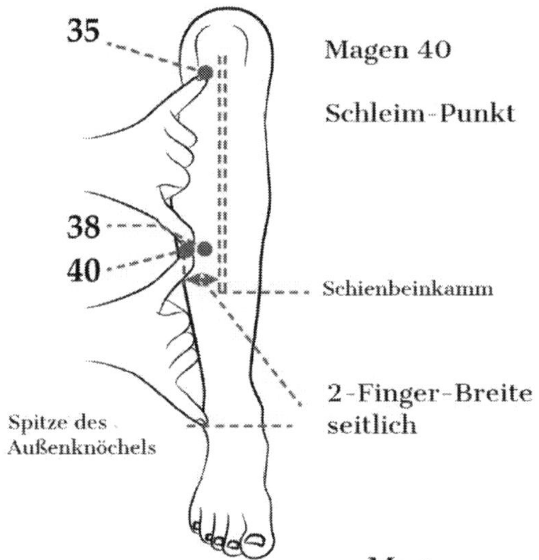

Magen

Magen 40

Befindet sich auf halbem Weg zwischen dem Knieauge und dem Außenknöchel (Malleolus lateralis). Zum Lokalisieren legen Sie Ihren kleinen Finger über die Spitze des Außenknöchels und den anderen kleinen Finger in das Auge des Knies, das die kleine Einkerbung an der Kniescheibe ist. Der mittlere Punkt befindet sich dort, wo sich Ihre Daumen in der Mitte treffen. Der Punkt befindet sich auf dieser Höhe, 2 Finger breit von Ihrem Schienbein entfernt.

Funktionen und allgemeine Verwendung

- Asthma
- Bronchitis
- Beruhigt den Geist
- Brust- oder Lungenprobleme
- Brustschmerzen durch Lungenprobleme
- Erkältungs- und Grippesymptome mit übermäßiger Mukusproduktion.
- Husten verursacht durch übermäßigen Mukus
- Verstopfung
- Husten
- Schwindelgefühl
- Schmerzen oder Lähmungen im Unterschenkel
- Lungenentzündung
- Reguliert den Darm
- Reguliert den Magen
- Kurzatmigkeit durch Mukus in den Lungen
- Magen-Feuer - Gastritis
- Rachenschmerzen, Verschluss und Schwellung
- Verwandelt Schleim
- Keuchen
- Keuchhusten

Magen 40 wird der Schleim-Punkt genannt. Es hilft, Schleim oder Mukus überall im Körper aufzulösen. Es ist hilfreich bei Erkältungen und Grippe, da es Schleim auflöst. Dieser Punkt kann mit Magen 36, Dickdarm 4 und 11 sowie Lunge 7 kombiniert werden. Dies stärkt das Immunsystem und löst den Schleim auf.

Menschen sagen oft ihre Akupunkturtermine ab, wenn sie eine Erkältung oder Grippe bekommen. Eine Akupunkturbehandlung kann Ihnen helfen, Ihre Erkältung oder Grippe viel schneller zu beheben. Ich habe meinen Vater einmal alle 2 Stunden behandelt, und am nächsten Tag war er fast beschwerdefrei. Er hatte einen schrecklichen Husten aufgrund einer Erkältung, und er musste schnell gesund werden, also habe ich ihn häufig behandelt. Am nächsten Tag hustete er nur selten und war fast vollständig gesund.

Bei der Behandlung von überschüssigem Mukus mit Magen 40 fangen die Patienten oft an zu husten, nachdem die Nadeln entfernt wurden. Das zeigt, dass der Mukus in der Lunge gelöst wird. Ihr Körper beginnt, den Schleim durch Husten abzulösen, und stößt ihn auf diese Weise aus. Dieser Punkt kann auch zur Behandlung von Asthma verwendet werden, das als Zurückhalten von Mukus in der Lunge beschrieben wird, wodurch die normale Lungenfunktion behindert wird. Es sollte mit anderen Punkten und der chinesischen Kräutermedizin zur Behandlung von Asthma kombiniert werden.

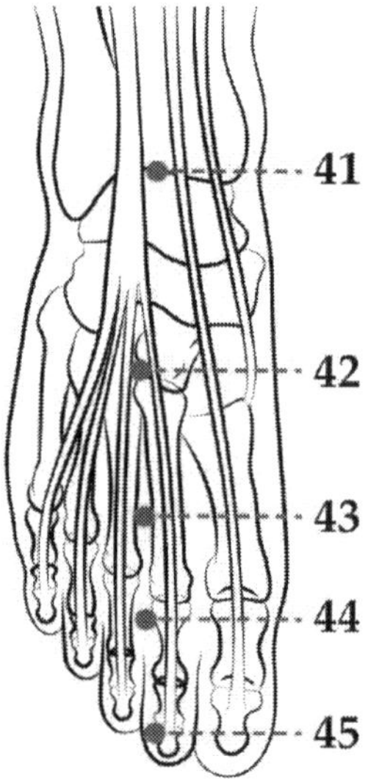

Magen

Magen 41
Befindet sich am Knöchel in Höhe des lateralen Malleolus oder außerhalb des Knöchels in der Vertiefung zwischen den Sehnen.

Funktionen und allgemeine Verwendung
- Schmerzen im Knöchel
- Fallfuß
- Schmerzen im Fuß
- Kopfschmerzen in der Stirn, verursacht durch Magenprobleme
- Unterschenkelschmerzen, -atrophie oder -steifheit
- Magen-Feuer oder Gastritis

Dieser Punkt wird häufig zur Wiederherstellung der normalen Funktion des Fußes, zur Behandlung von Fuß- oder Zehenschmerzen verwendet.

Magen 42
Befindet sich zwischen dem zweiten und dritten Fußknochen, 1,5 cun von Magen 41.

Funktionen und allgemeine Verwendung
- Klärt Hitze im Magen-Meridian
- Fußschmerzen oder -schwäche
- Gesichtslähmung oder -schwellung
- Fußatrophie

Magen 43
Befindet sich zwischen dem zweiten und dritten Fußknochen.

Funktionen und allgemeine Verwendung
- Gesichtsödem oder Schwellung durch überschüssige Flüssigkeit
- Fallfuß
- Fußschmerz oder -schwellung
- Reguliert die Milz zur Behandlung von Ödemen oder Flüssigkeitsansammlungen
- Reguliert den Magen und den Darm.
- Zehenschmerzen oder -steifheit

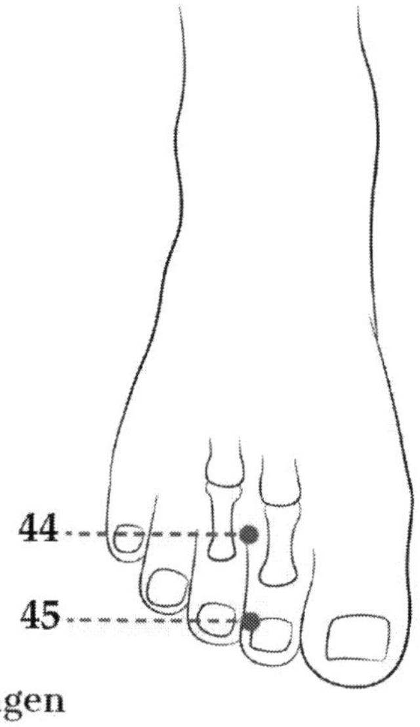

Magen 44
Befindet sich zwischen dem zweiten und dritten Zeh, 0,5 cun vom Zehenrand.

Funktionen und allgemeine Verwendung

- Kalte Hände und Füße, wenn der Körper warm ist
- Verstopfung
- Zwerchfell-Krämpfe
- Durchfall
- Gesichtslähmung
- Fußschmerzen oder -schwellung an der Oberseite des Fußes
- Kiefersperre
- Reguliert den Darm
- Zahnschmerzen
- Trigeminusneuralgie

Magen 45
Befindet sich 0,1 cun von der Ecke des Zehennagels des zweiten Zehs.

Funktionen und allgemeine Verwendung

Magen 45 reinigt den Magen-Meridian von Hitze und stellt das Bewusstsein wieder her. Behandelt Schwellungen im Gesicht und Abweichungen des Mundes sowie Kiefersperre.

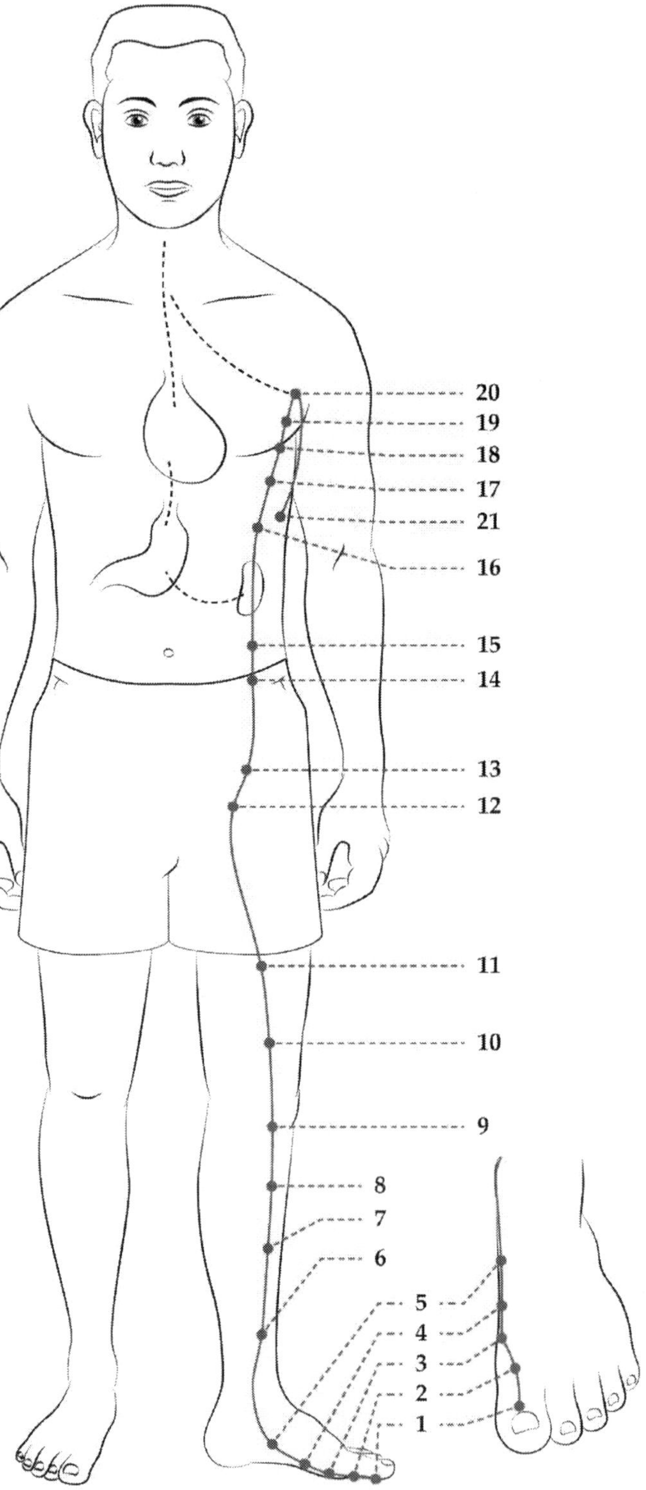

Milz-Meridian

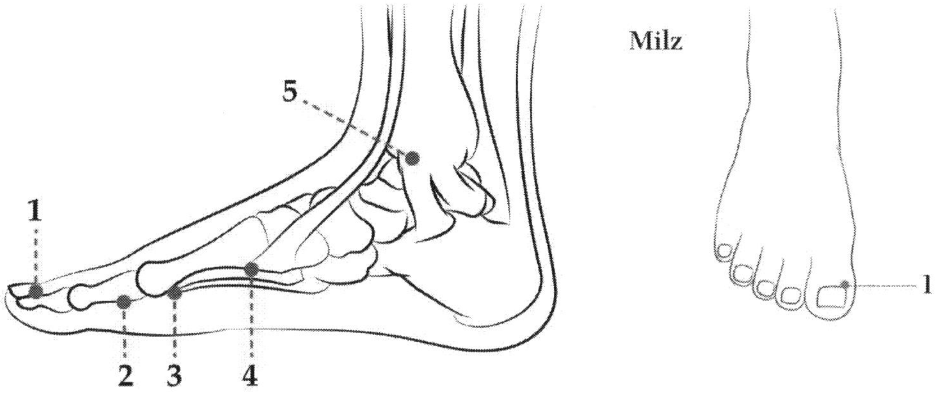

Milz

Milz 1
Befindet sich 0,1 cun von der Ecke des Zehnagels des großen Zehs.

Funktionen und allgemeine Verwendung
Stoppt Blutungen, stellt das Bewusstsein wieder her. Kann zur Behandlung von Gebärmutterblutungen, Nasenbluten, blutigem Stuhl und Bluterbrechen verwendet werden. Reguliert die Milz zur Blutregulierung. Behandelt Blutungsstörungen.

Milz 2
Befindet sich auf der medialen Seite des großen Zehs, am Übergang von roter und weißer Haut, in der Vertiefung zwischen Zehen- und Fußknochen.

Funktionen und allgemeine Verwendung
Reguliert die Milz, behebt Verdauungsstörungen wie Bauchblähungen, Aufstoßen und das durch Verdauungsprobleme verursachte Klemmen in der Brust.

Milz 3
Befindet sich unterhalb des Kopfes des ersten Fußknochens, beim großen Zeh.

Funktionen und allgemeine Verwendung
- Blähungen des Abdomens
- Ödem
- Müdigkeit
- Verbessert die Verdauung
- Übelkeit
- Stärkt und reguliert die Milz und den Magen
- Schmerzen in der Zehe
- Erbrechen

Milz 3 verbessert die Verdauung und behandelt Ödeme, d.h. das Zurückhalten von überschüssiger Flüssigkeit. Es verbessert das Energieniveau durch eine bessere Verdauung und die Fähigkeit, überschüssige Flüssigkeit im Körper zu entfernen, was zu Ermüdung führen kann.

Milz 4
Befindet sich in der Vertiefung unterhalb der Basis des ersten Fußknochens, am Übergang zwischen der roten und weißen Haut.

Funktionen und allgemeine Verwendung
Stärkt und reguliert die Milz und den Magen für eine verbesserte Verdauung. Reguliert die Verdauung zur Behandlung von Verdauungsstörungen und Erbrechen. Reguliert die Menstruation und behandelt Endometriose und Morgenübelkeit. Wandelt Feuchtigkeit um, um Ödeme oder die Zurückhaltung von überschüssiger Flüssigkeit zu behandeln.

Milz 5
An der Innenseite des Knöchels, unterhalb des medialen Malleolus. Befindet sich auf halbem Weg zwischen dem Vorsprung des Kahnbeins und der Spitze des medialen Malleolus.

Funktionen und allgemeine Verwendung

Reguliert und stärkt die Milz und den Magen zur Behandlung von schlechter Verdauung, Gelbsucht, Gastritis und Müdigkeit. Kann zur Behandlung von Knöchel- und Fußschmerzen verwendet werden. Es ist auch bei Zungensteifheit indiziert.

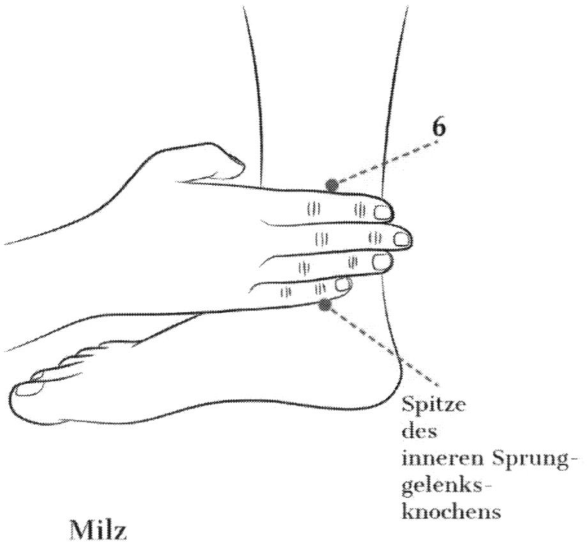

Milz

Milz 6

An der Innenseite des Beins, 3 cun oberhalb der Spitze des medialen Malleolus, hinter dem Schienbeinknochen. Mit der ganzen Hand an der Spitze des Sprunggelenksknochens ansetzen. Sie können den Punkt leicht lokalisieren, indem Sie auf den Bereich drücken, um die Rückseite des Knochens zu finden.

Funktionen und allgemeine Verwendung

- Völlegefühl im Abdomen, Blähungen im Bauch
- Amenorrhoe - fehlende Menstruation
- Anämie, Blutmangel in der chinesischen Medizin
- Angst
- Gleicht Hormone aus

- Verschwommene Sicht durch Blutmangel
- Beruhigt den Geist
- Schwindel durch Blutmangel
- Ödem oder Zurückhalten von überschüssiger Flüssigkeit
- Fußlähmung
- Genitalschmerzen.
- Kopfschmerzen
- Leistenbruch
- Bluthochdruck, der durch Nieren-Mangel verursacht wird
- Impotenz
- Inkontinenz (kombiniert mit Niere 3, 6, 7)
- Unfruchtbarkeit
- Schlaflosigkeit
- Geburtseinleitung, dieser Punkt sollte wegen seiner möglichen Auswirkung auf die Geburtseinleitung während der Schwangerschaft nicht verwendet werden
- Nährt das Blut und das Yin
- Schmerzhaftes Urinieren
- Fördert das Wasserlassen, veranlasst den Körper, überschüssige Flüssigkeit auszuscheiden
- Reguliert die Menstruation
- Reguliert das Blut, wenn es stagniert oder die Blutzirkulation beeinträchtigt ist
- Reguliert die Leber
- Lindert Schmerzen auf dem Milz-Meridian
- Hautkrankheiten, kühlt das Blut, um Hautprobleme wie Ekzeme und Nesselsucht zu behandeln
- Stärkt die Nieren
- Stärkt die Milz und den Magen
- Stress
- Urinretention, die Unfähigkeit zu urinieren
- Uterusvorfall

Wie Sie aus dieser Liste von Funktionen und Indikationen entnehmen können, könnte man fast sagen, dass im Zweifelsfall Milz 6 behandelt werden sollte. Entscheidend ist, dass es die Milz, Magen, Nieren und

Leber reguliert und stärkt. Es behandelt Beschwerden, die ihre Ursache in einem Ungleichgewicht in diesen Organen haben. Ich würde sagen, dass es kaum einen Patienten gibt, der nicht von dieser Behandlung profitieren würde. Es ist sehr beruhigend und behandelt die zugrunde liegende Ursache der Schlaflosigkeit.

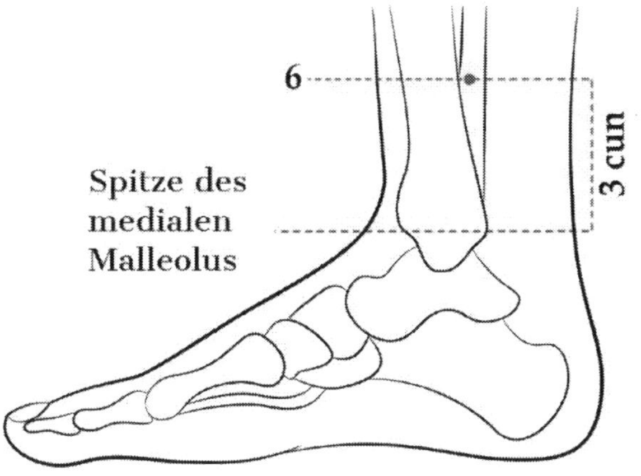

Milz

Milz 6 stärkt die Milz, um den Körper zu ermutigen, überschüssige Flüssigkeit loszuwerden. Diese überschüssige Flüssigkeit neigt dazu, sich um die Knöchel und an den Füßen anzusammeln. Um auf das Vorhandensein eines Ödems zu testen, drücken Sie etwa eine Minute lang fest auf einen Bereich. Wenn beim Aufhören des Drucks eine Einbuchtung zurückbleibt, ist dies ein Zeichen dafür, dass Sie Flüssigkeit zurückhalten. Die Menschen merken oft nicht, dass sie dieses Problem haben. Die Akupunktur ist sehr wirksam, um überschüssige Flüssigkeit aufzulösen. Wenn Ihr Finger eine Einbuchtung hinterlässt, spricht man von einem „Grübchen-Ödem“. Es gibt eine „Grube“, wo der Finger gedrückt hat.

Milz 7

Befindet sich 3 cun oberhalb von Milz 6, hinter der Schienbeinkante.

Funktionen und allgemeine Verwendung
Kann zur Behandlung von Taubheit und Schmerzen im Knie und Bein sowie zur Behandlung von Schwellungen der Knöchel verwendet werden. Es tonisiert die Milz, um Ödeme aufzulösen.

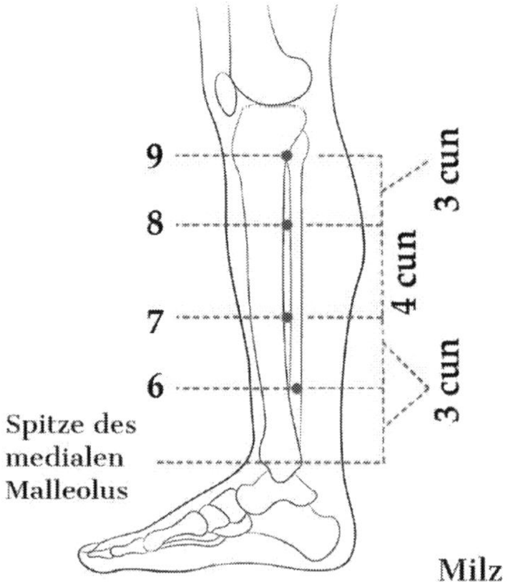

Milz 8
Befindet sich 3 cun unterhalb von Milz 9, hinter der Schienbeinkante.

Funktionen und allgemeine Verwendung

- Reguliert den Menstruationszyklus
- Stärkt die Milz
- Reguliert die Gebärmutter
- Reguliert das Blut.
- Menstruationskrämpfe

Dieser Punkt kann zur Behandlung abnormaler Gebärmutterblutungen verwendet werden. Er wird auch zur Behandlung schmerzhafter oder unregelmäßiger Menstruationszyklen eingesetzt. Menstruationsbeschwerden können durch „stagnierendes Blut“ in der Gebärmutter verursacht werden. Das bedeutet, dass das Blut nicht richtig fließt. Dieser Punkt reguliert das Blut in der Gebärmutter, um Menstruationsprobleme zu lösen.

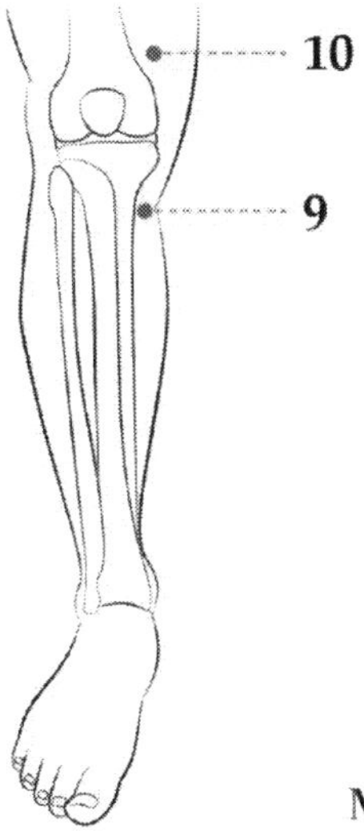

Milz

Milz 9

Befindet sich in der Vertiefung am Knie, die sich am Ende des Schienbeinknochens befindet.

Funktionen und allgemeine Verwendung

- Bauchschmerzen
- Ödeme
- Genitalschmerzen.
- Schmerzen im Knie
- Reguliert den Magen
- Stärkt die Milz

Dieser Punkt ist die Nummer eins bei der Behandlung von Ödemen oder überschüssiger Flüssigkeit im ganzen Körper. Es ermutigt den Körper, überschüssige Flüssigkeit auszuscheiden.

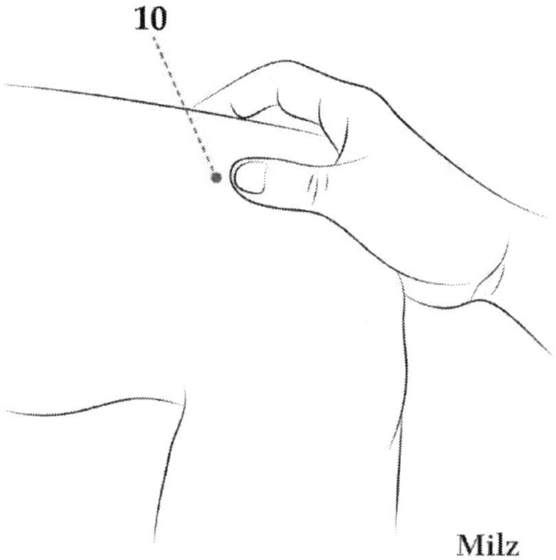

Milz 10
Befindet sich 2 cun vom oberen Rand der Kniescheibe entfernt. Sie können diesen Punkt lokalisieren, indem Sie Ihre Hand über die Kniescheibe schalenförmig legen. Der Punkt befindet sich an der Spitze Ihres Daumens auf der Innenseite des Beins.

Funktionen und allgemeine Verwendung
- Erkrankungen des Blutes
- Kühlt Hitze im Blut
- Ekzem
- Juckreiz oder Schmerzen im Genitalbereich
- Nesselsucht
- Unregelmäßige Menstruation

- Juckreiz am ganzen Körper
- Schmerzen im Knie
- Schmerzhafte Menstruation
- Reguliert die Blutzirkulation
- Reguliert das Milz-Qi.
- Hauterkrankungen mit Hitze oder Entzündung

Dieser Punkt wird "Meer des Blutes" genannt. Es reguliert die Blutzirkulation. Es ist auch ein kühlender Punkt, was bedeutet, dass es Störungen klärt, die mit Entzündungen verbunden sind, insbesondere in der Haut. Es wird auch zur Behandlung von Knieschmerzen verwendet. Es stellt den gesunden Blutfluss durch das Knie wieder her. Der Magen- und der Milz-Meridian werden häufig zur Behandlung von Knieschmerzen verwendet, da sich der Milz-Meridian auf der Innenseite des Beins und der Magen-Meridian auf der Außenseite des Beins befindet. Die Verwendung dieser beiden Meridiane fördert eine gesunde Blutzirkulation durch das Knie.

Milz 11
Befindet sich 6 cun über Milz 10.

Funktionen und allgemeine Verwendung
Dieser Punkt kann verwendet werden, um das Urinieren zu regulieren, um Inkontinenz oder schmerzhaftes Wasserlassen zu behandeln.

Milz 12
Befindet sich 3,5 cun lateral zur Mittellinie, bei Ren 2.

Funktionen und allgemeine Verwendung
Kann zur Behandlung von Bauchschmerzen verwendet werden. Dieser Punkt befindet sich in der Nähe der Genitalien und wird nicht häufig verwendet.

Milz 13
Befindet sich 0,7 cun oberhalb von Milz 12, und 4 cun seitlich der Mittellinie.

Funktionen und allgemeine Verwendung
Es könnte zur Behandlung von Unterleibsschmerzen eingesetzt werden, wird aber aufgrund seiner Position in der Nähe der Genitalien nicht oft verwendet.

Milz 14
Befindet sich 1,3 cun unterhalb von Milz 15 und 4 cun lateral zur Mittellinie.

Funktionen und allgemeine Verwendung
Es könnte zur Behandlung von Bauchnabelschmerzen eingesetzt werden, wird aber nicht oft verwendet.

Milz 15
Befindet sich auf Höhe des Bauchnabels, 4 cun seitlich der Mittellinie.

Funktionen und allgemeine Verwendung
- Bauchschmerzen
- Verstopfung
- Stuhlinkontinenz
- Reguliert den Darm
- Befeuchtet den Darm

Dieser Punkt dient der Darmregulierung. Es behandelt Verstopfung und kann mit anderen Punkten für Verstopfung wie z.B. Dickdarm 11 kombiniert werden. Es stellt die normale Funktion des Darms wieder her.

Der Ausdruck „befeuchtet den Darm" bedeutet, dass es auch hartnäckige Verstopfung behandeln kann, wenn der Stuhl ausgetrocknet ist. Je länger man ohne Stuhlgang bleibt, desto trockener wird der Stuhl. Milz 15 und Dickdarm 11 sind wirksam, um den Dickdarm bzw. den Dickdarm zur Entleerung anzuregen. Akupressur ist an diesen beiden Punkten wirksam.

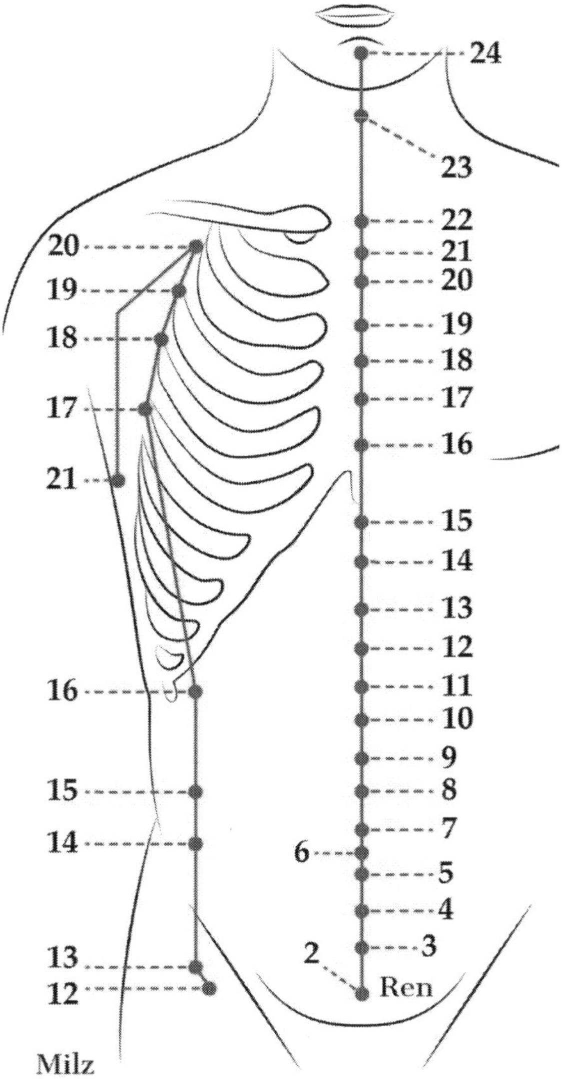

Stuhlinkontinenz liegt vor, wenn Sie Ihren Darm nicht kontrollieren können. Es gibt zwei Arten von Inkontinenz: Harn- und Stuhlinkontinenz. Bei der Behandlung Ihrer Nieren über Niere 3, 6 und 7 wird die Harninkontinenz behandelt. Magen 36 und Milz 15 behandeln die Stuhlinkontinenz. Diese Störungen treten mit zunehmendem Alter häufiger auf, da die Energie Ihres Körpers auf natürliche Weise abnimmt.

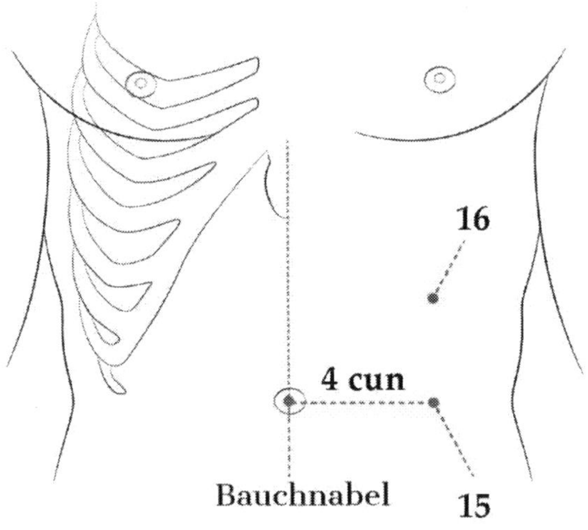

Milz

Sie können Inkontinenz vermeiden, indem Sie sich akupunktieren lassen, damit alles richtig funktioniert. Ich würde auch chinesische Nieren-Tonika wie Cordyceps empfehlen. Ihr Akupunkteur wird viel stärkere Nieren-Tonika-Kräuter haben, aber Cordyceps können zur Stärkung der Niere auch rezeptfrei gekauft werden. Dies wird auch die Müdigkeit lindern.

Milz 16
Befindet sich 3 cun oberhalb des Milz 15, am Abdomen, 6 cun lateral der Mittellinie.

Funktionen und allgemeine Verwendung
Reguliert den Darm zur Behandlung von Bauchschmerzen.

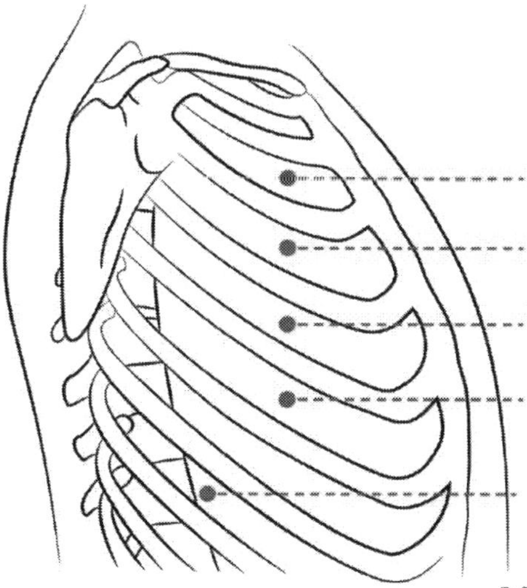

Milz 17

Befindet sich im fünften Zwischenrippenraum, 6 cun lateral zur Mittellinie. Die Zwischenrippenräume sind die Bereiche zwischen den Rippenknochen.

Funktionen und allgemeine Verwendung

Könnte zur Verbesserung der Verdauung eingesetzt werden, wird aber nicht oft verwendet.

Milz 18

Im vierten Zwischenrippenraum, 6 cun lateral zur Mittellinie.

Funktionen und allgemeine Verwendung

Dieser Punkt behandelt unzureichende Laktation.

Milz 19

Im dritten Zwischenrippenraum, 6 cun lateral zur Mittellinie.

Funktionen und allgemeine Verwendung

Dieser Punkt könnte zur Verbesserung der Durchblutung des Brustkorbs genutzt werden, aber er wird nicht oft verwendet.

Milz 20
Im zweiten Zwischenrippenraum, 6 cun lateral zur Mittellinie.

Funktionen und allgemeine Verwendung
Dieser Punkt könnte zur Behandlung von Brustkorbüberdehnung verwendet werden, Es wird jedoch aufgrund der Lage zwischen den Rippen nicht oft verwendet.

Milz 21
Im siebten Zwischenrippenraum, in der mittleren Achselhöhlenlinie.

Funktionen und allgemeine Verwendung
Reguliert die Zirkulation in der Brust.

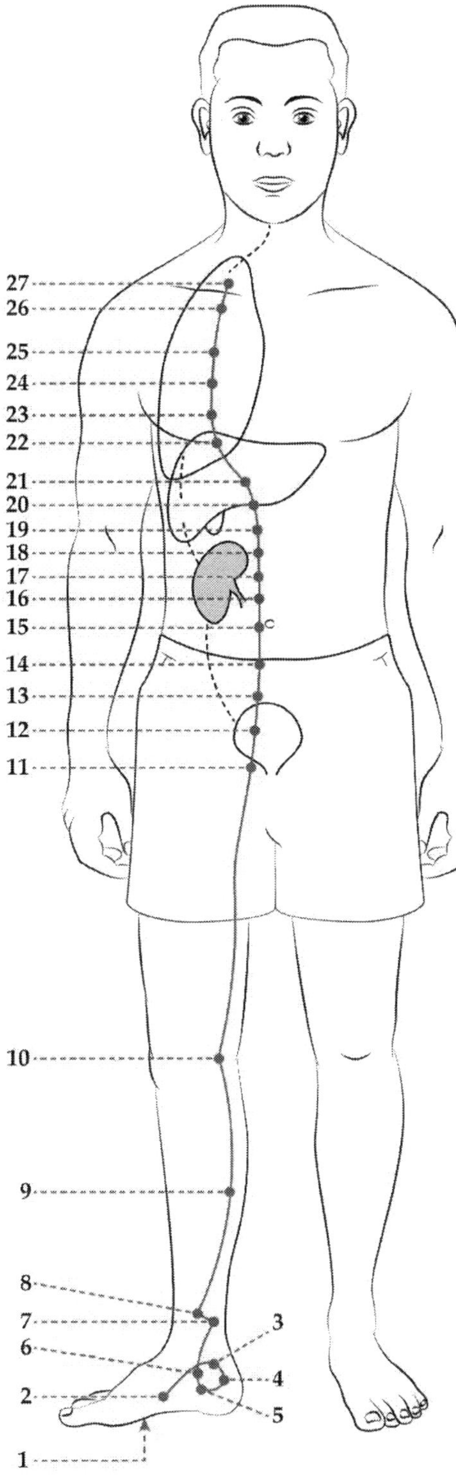

Nieren-Meridian

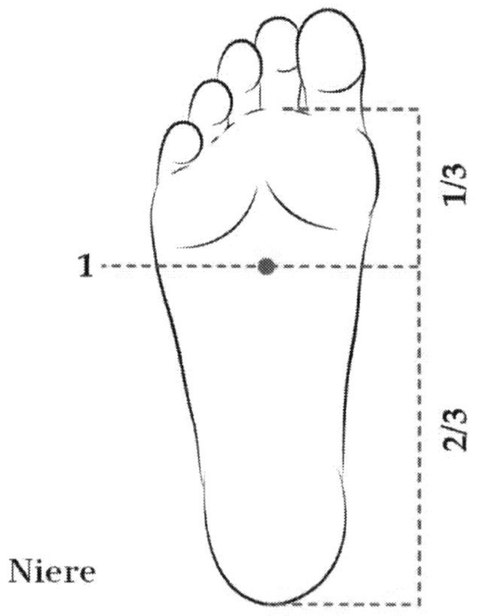

Niere 1
Befindet sich auf der Fußsohle in der Vertiefung, die beim Beugen des Fußes gemacht wird, am oberen 1/3 der Sohle.

Funktionen und allgemeine Verwendung
Beruhigt den Geist und belebt das Bewusstsein. Behandelt Angstzustände, Schlaflosigkeit und Kopfschmerzen. Dieser Punkt wird verwendet, um Energie zu senken, die im Kopf im Übermaß vorhanden ist. Er zieht Energie nach unten, daher ist er sehr entspannend.

Niere 2
Befindet sich vor und unterhalb des medialen Malleolus, in der Vertiefung unterhalb des Kahnbeinhöckers.

Funktionen und allgemeine Verwendung
Stärkt die Nieren, klärt Hitze und Feuer. Niere 2 kann zur Behandlung von Gebärmuttersenkung und Juckreiz im Genitalbereich eingesetzt werden.

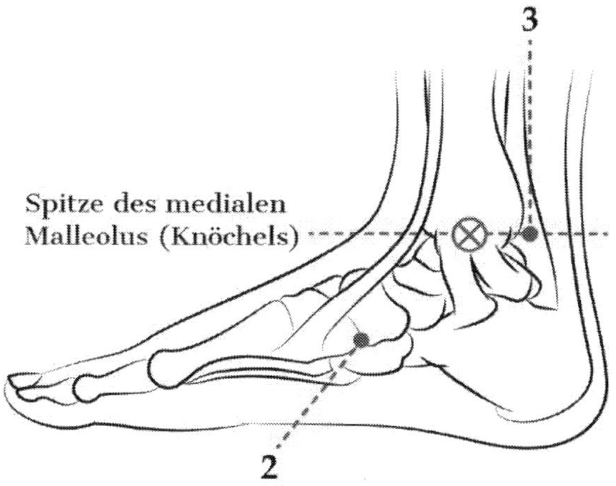

Niere

Niere 3
In der Vertiefung zwischen dem medialen Malleolus, also dem Fußknöchel, und der Rückseite des Beins. Der Punkt befindet sich auf halbem Weg zwischen der Spitze des medialen Malleolus und der Rückseite des Beins.

Funktionen und allgemeine Verwendung

- Asthma
- Taubheit
- Müdigkeit durch Nieren-Schwäche
- Häufiges Urinieren
- Schmerzen in der Ferse
- Inkontinenz
- Schlaflosigkeit
- Probleme in der Erinnerung
- Stärkt Nieren-Yang, der mit Urinierungsproblemen verbunden ist
- Stärkt den unteren Rücken und die Knie, hilft, Rückenschmerzen und Knieschwäche zu lindern
- Stärkt stark die Nieren
- Tinnitus

- Dringendes Urinieren
- Keuchen

Niere 3 ist der wichtigste Punkt auf dem Nieren-Meridian. Es wird zur Behandlung aller Arten von Nieren-Problemen verwendet, einschließlich häufigem oder dringendem Wasserlassen, Inkontinenz, nächtlichem Aufwachen zum Wasserlassen, und er beruhigt den Fötus. Es kann zur Behandlung von Ohrenkrankheiten wie Taubheit, Tinnitus sowie zur Behandlung von Niere-Steinen verwendet werden. Es kann auch Schlaflosigkeit behandeln, die durch eine Niere-Schwäche verursacht wird.

Medizinische Anmerkungen
In der chinesischen Medizin sind die Nieren die Wurzel der Gesundheit. Wenn Sie Ihre Nieren stark und gesund halten, leben Sie länger und sind gesünder. Die Nieren sind auch eines der wichtigsten Organe, die Ihr Energieniveau beeinflussen. Müdigkeit kann durch schwache Nieren verursacht werden. Ich kombiniere diesen Punkt gerne mit Niere 7 und Niere 6, um eine stärkere Wirkung zu erzielen.

Ich habe diese Drei-Punkte-Kombination, Niere 3, 6 und 7, verwendet, um eine Patientin zu behandeln, die sich in der Nieren-Dialyse befand. Nach einigen Wochen der Behandlung brauchte sie keine Dialyse mehr. Diese Punkte stärkten ihre Nieren genug, so dass sie von selbst funktionieren konnten. Ich würde niemals behaupten, dass ich die Nieren-Krankheit mit diesen Punkten heilen kann, aber in ihrem Fall konnte sie die Nieren-Dialyse nach mehreren Jahren der Behandlung abbrechen.

Die Nieren-Dialyse filtert das Blut. Dies ist notwendig, wenn die Niere zu schwach ist, um das Blut ausreichend zu filtern. Wenn man die Nieren mit Akupunktur stärkt, wird die Funktion der Nieren-Dialyse verbessert. Hierfür wäre Akupressur hilfreich. Akupunktur ist viel stärker, aber Sie können die Nieren-Funktion durch die Anwendung von Akupressur auf Niere 3, 6 und 7 verbessern.

Ich habe Niere 3, 6 und 7 auch bei einer anderen Patientin verwendet, die Probleme mit der Niere hatte. Ihr war gesagt worden, dass ihre Nieren-Funktion abnahm, wahrscheinlich aufgrund einer Reaktion auf ein Antibiotikum. Ihr Arzt sagte ihr, dass sie möglicherweise eine Dialyse machen müsse. Mit wöchentlicher Akupunktur wurde die Gesundheit der Niere wiederhergestellt, und sie musste nicht zur Dialyse.

Etwas, was man bei den Nieren-Punkten beachten sollte, ist die Wirkung, die sie auf die Emotionen haben. Die Nieren-Punkte werden mit Antrieb und Willenskraft assoziiert. Wenn Ihre Nieren-Punkte schwach sind, leiden Sie unter Müdigkeit, und Ihr Drang, weiterzumachen, wird sich verringern. Bei einem schweren Nieren-Mangel sind chinesische Kräuter sehr wirksam, um den emotionalen Aspekt der Nieren schnell wieder herzustellen. Schwache Nieren können auch dazu führen, dass Sie sich im Allgemeinen kalt fühlen aber auch Hitzewallungen auslösen.

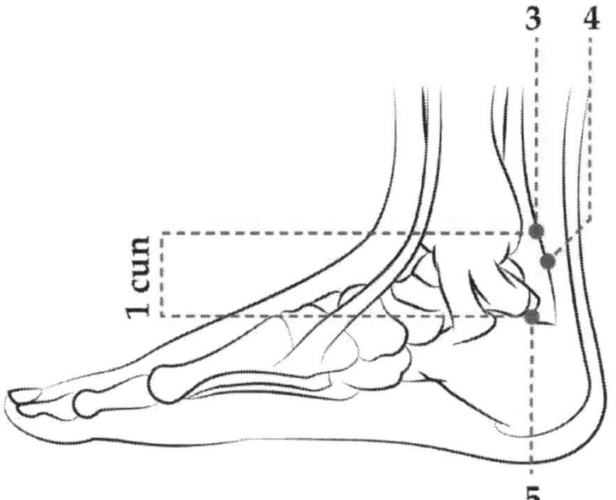

Niere

Niere 4

Befindet sich unterhalb und hinter dem medialen Malleolus, nahe der Achillessehne.

Funktionen und allgemeine Verwendung

- Asthma
- Beruhigt den Geist
- Chronische Müdigkeit
- Verstopfung
- Demenz, es macht das Gehirn frei
- Trockener Mund
- Schmerzen in der Ferse
- Hitzewallungen
- Schmerzen im unteren Rückenbereich
- Wahnvorstellungen und andere emotionale Unausgewogenheiten
- Schmerzhaftes Urinieren
- Herzklopfen
- Stärkt die Nieren
- Schwierigkeiten beim Schlucken
- Willenskraft, stärkt den Willen

Niere 4 ist sehr beruhigend, außerdem verbessert es auch emotionale Aspekte wie die Willenskraft. In der chinesischen Medizin braucht man eine starke Niere, um ein gesundes Energieniveau zu haben, sowie die Motivation und den Antrieb, um im Leben voranzukommen. Niere 4 beruhigt den Geist und klärt das Gehirn. Es kann bei chronischer Müdigkeit, Schmerzen in den Fersen, Bluthusten, Atembeschwerden und Schmerzen im unteren Rückenbereich aufgrund von Nieren-Schwäche eingesetzt werden. In der Theorie der chinesischen Medizin sind die Nieren bei einigen Atemproblemen beteiligt.

Niere 5

Befindet sich 1 cun unterhalb von Niere 3.

Funktionen und allgemeine Verwendung

Stärkt die Nieren, reguliert die Blase und reguliert die Menstruation. Es kann bei unregelmäßiger Menstruation, schmerzhafter Menstruation,

Gebärmuttersenkung, schmerzhaftem Wasserlassen, verschwommenem Sehen und häufigem Wasserlassen verwendet werden.

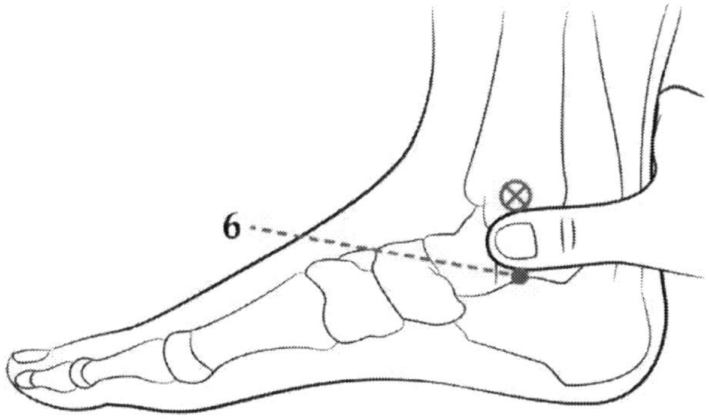

Niere

Niere 6
In der Vertiefung des unteren Randes des medialen Malleolus, 1 cun unterhalb des medialen Malleolus, oder Knöchels auf der Fußinnenseite.

Funktionen und allgemeine Verwendung

- Asthma
- Beruhigt den Geist
- Verstopfung
- Tröpfelndes Urinieren
- Ödem
- Beschleunigt die Wehen, nicht während der Schwangerschaft anwenden
- Häufiges Urinieren
- Hitzewallungen
- Schlaflosigkeit
- Unregelmäßige Menstruation
- Befeuchtet die Kehle
- Zu viel schlafen

- Halsschmerzen
- Stärkt die Nieren
- Uterusvorfall

Niere 6 kann bei einem wunden oder trockenen Hals verwendet werden. Es ist ein wichtiger Punkt bei Schlaflosigkeit, da es sehr beruhigend wirkt. Es behandelt auch Harnprobleme wie häufiges Wasserlassen und Inkontinenz.

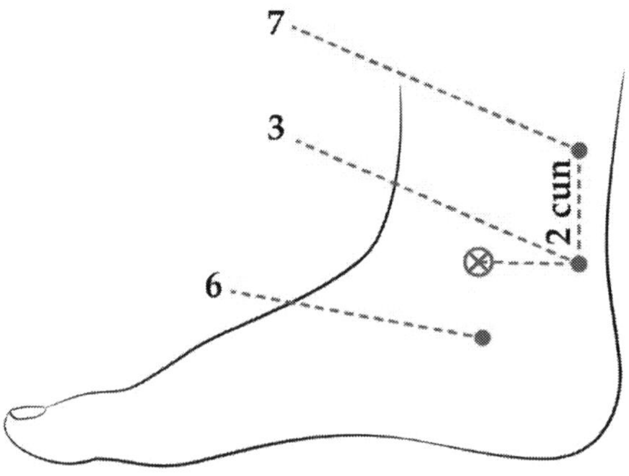

Niere

Niere 7
Befindet sich 2 cun über Niere 3.

Funktionen und allgemeine Verwendung

- Trockener Mund
- Ödem, bei dem es sich um eine anormale Flüssigkeitsansammlung handelt, die eine Schwellung verursacht, häufig in den Knöcheln und Füßen
- Schmerzen im Fuß
- Häufiges Urinieren aufgrund von Niere-Schwäche
- Inkontinenz
- Schmerzen im unteren Rückenbereich

- Nephritis
- Nächtliches Schwitzen
- Reguliert das Schwitzen
- Reguliert die Blase
- Reguliert das Urinieren
- Stärkt die Nieren

Niere 7 ist ein wichtiger Punkt und kann für die Behandlung aller Aspekte der Nieren genutzt werden. Es ist besonders nützlich bei der Behandlung von Inkontinenz, obwohl auch chinesische Kräuter dafür sehr wichtig sind. Ein Ödem wird dadurch verursacht, dass Ihr Körper nicht in der Lage ist, Flüssigkeit loszuwerden. Sie können sich selbst testen, indem Sie 30 Sekunden lang fest auf Ihren Knöchel drücken. Wenn nach dem Entfernen des Fingers eine Vertiefung zurückbleibt, ist dies ein Zeichen dafür, dass Sie Flüssigkeit zurückhalten. Es ist sehr wichtig, dies zu behandeln. Es ist ein Zeichen dafür, dass etwas nicht richtig funktioniert. Die chinesische Medizin kann die Grundursache dieses Problems behandeln.

Niere 7 wird insbesondere zur Behandlung von Harnproblemen eingesetzt, zu denen schmerzhaftes Wasserlassen und Nephritis gehören.

Niere 8

Befindet sich 0,5 cun vor Niere 7 und 2 cun über Niere 3.

Funktionen und allgemeine Verwendung

Niere 8 stärkt die Nieren, reguliert die Menstruation, stoppt abnormale Gebärmutterblutungen und behandelt auch Gebärmuttersenkungen sowie Schmerzen und Schwellungen in den Hoden.

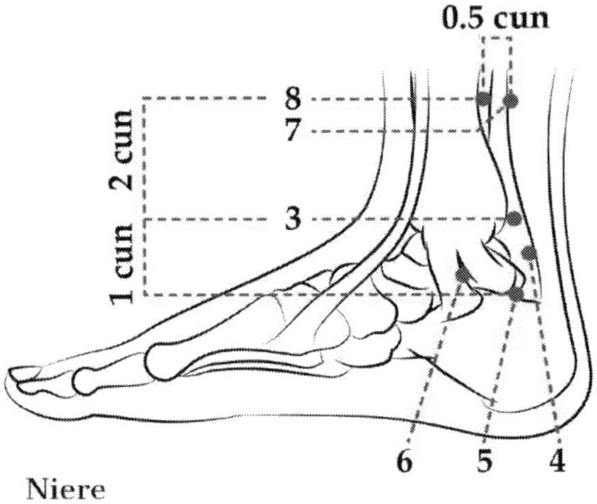

Niere

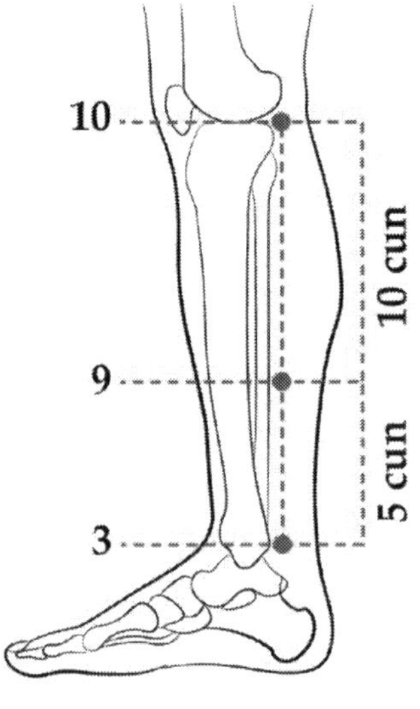

Niere

Niere 9
Befindet sich 5 cun direkt über Niere 3, am unteren Ende des Wadenmuskels.

Funktionen und allgemeine Verwendung
Stärkt die Nieren und beruhigt den Geist. Es kann zur Behandlung von emotionalen Störungen wie manischer Depression und Wahnvorstellungen eingesetzt werden, obwohl es dafür nicht allgemein verwendet wird. Es behandelt auch Fußschmerzen an der Innenseite des Fußgewölbes.

Niere 10
Beugen Sie das Knie zur Lokalisierung, dieser Punkt befindet sich auf der Innenseite des Beins, am Ende der Kniekehle.

Funktionen und allgemeine Verwendung
Stärkt die Nieren und klärt die Hitze. Kann zur Behandlung von Genitalschmerzen, Juckreiz und Knieschmerzen verwendet werden.

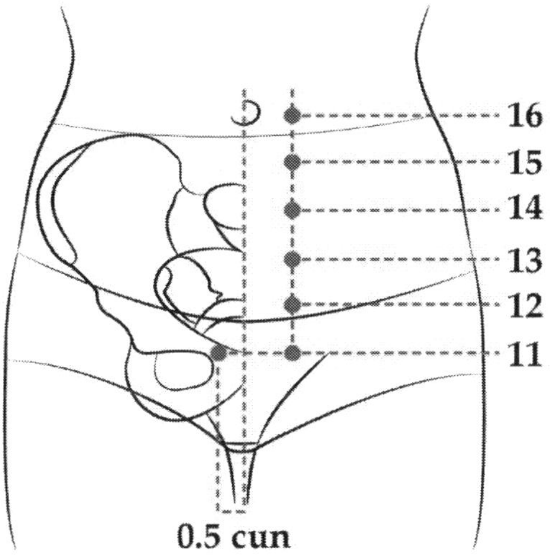

Niere

Niere 11

Befindet sich 5 cun unterhalb des Bauchnabels, am oberen Rand des Schambeins, 0,5 cun seitlich von Ren 2.

Funktionen und allgemeine Verwendung

Dies wird aufgrund der Lage in der Leistengegend nicht häufig verwendet, könnte aber zur Behandlung von Gebärmuttersenkungen und Harnwegserkrankungen eingesetzt werden.

Niere 12

Befindet sich 4 cun unterhalb des Bauchnabels, 0,5 cun seitlich von Ren 3.

Funktionen und allgemeine Verwendung

Es wird aufgrund der Lage in der Leistengegend nicht häufig verwendet, könnte aber bei Genitalproblemen eingesetzt werden.

Niere 13

Befindet sich 3 cun unterhalb des Bauchnabels, 0,5 cun seitlich von Ren 4.

Funktionen und allgemeine Verwendung

Reguliert den Unterbauch. Könnte zur Behandlung von unregelmäßiger Menstruation und erschwertem Urinieren verwendet werden.

Niere 14

Befindet sich 2 cun unterhalb des Bauchnabels, 0,5 cun seitlich von Ren 5.

Funktionen und allgemeine Verwendung

Behandelt den Unterbauch, Gebärmutterblutungen, unregelmäßige Menstruation, Bauchschmerzen und Völlegefühl.

Niere 15

Befindet sich 1 cun unterhalb des Bauchnabels, 0,5 cun seitlich von Ren 7.

Funktionen und allgemeine Verwendung
Niere 15 kann bei unregelmäßiger Menstruation und Bauchschmerzen eingesetzt werden.

Niere 16
Befindet sich 0,5 cun seitlich des Bauchnabels, auf Höhe von Ren 8, das sich auf Höhe des Bauchnabels befindet.

Funktionen und allgemeine Verwendung
Reguliert den Darm zur Behandlung von Verstopfung und anderen Verdauungsproblemen.

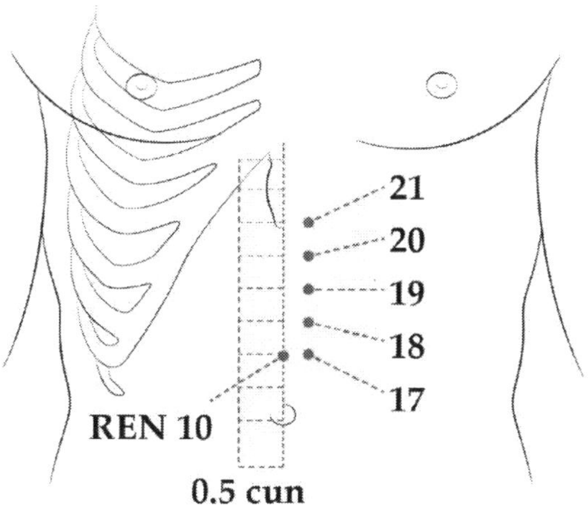

Niere

Niere 17
Befindet sich 2 cun oberhalb des Bauchnabels, 0,5 cun seitlich der Mittellinie.

Funktionen und allgemeine Verwendung
Dieser Punkt kann zur Behandlung von Bauchschmerzen verwendet werden.

Niere 18
Befindet sich 3 cun oberhalb des Bauchnabels, 0,5 cun seitlich von Ren 11.

Funktionen und allgemeine Verwendung
Kann zur Behandlung von postpartalen Bauchschmerzen verwendet werden.

Niere 19
Befindet sich 4 cun oberhalb des Bauchnabels, 0,5 cun seitlich des Ren-Meridians.

Funktionen und allgemeine Verwendung
Kann bei Bauchschmerzen oder Magenproblemen wie Erbrechen oder Übelkeit verwendet werden.

Niere 20
Befindet sich 5 cun oberhalb des Bauchnabels, 0,5 cun seitlich der vorderen Mittellinie oder des Ren-Meridians.

Funktionen und allgemeine Verwendung
Reguliert den Magen. Kann bei Bauchschmerzen, Erbrechen oder Verdauungsstörungen verwendet werden.

Niere 21
Befindet sich 6 cun oberhalb des Bauchnabels und 0,5 cun seitlich des Ren-Meridians.

Funktionen und allgemeine Verwendung
Reguliert den Magen und die Leber zur Behandlung von Problemen wie Erbrechen und Bauchschmerzen.

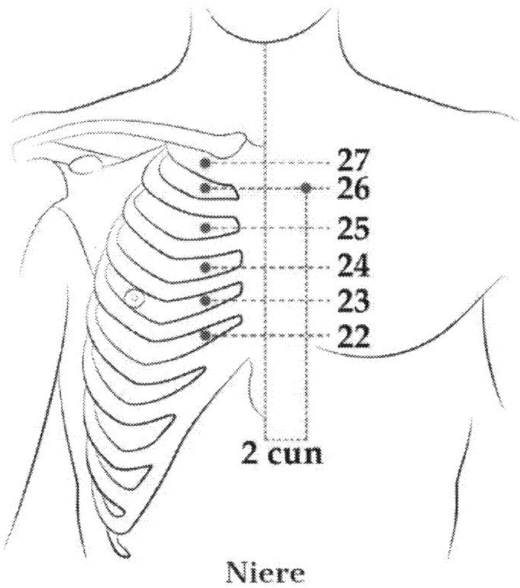

Niere

Niere 22
Im fünften Zwischenrippenraum, 2 cun seitlich des Ren-Meridians.

Funktionen und allgemeine Verwendung
Verbessert die Durchblutung in der Brust. Könnte bei Husten oder anderen Erkrankungen der Brust verwendet werden. Wegen seiner Lage über der Lunge wird es nicht häufig verwendet.

Niere 23
Im vierten Zwischenrippenraum, 2 cun seitlich der Mittellinie.

Funktionen und allgemeine Verwendung
Reguliert die Durchblutung in der Brust. Könnte bei Mastitis verwendet werden.

Niere 24
Im dritten Zwischenrippenraum, 2 cun seitlich der Mittellinie.

Funktionen und allgemeine Verwendung
Reguliert die Durchblutung in der Brust.

Niere 25
Im zweiten Zwischenrippenraum, 2 cun seitlich des Ren-Meridian.

Funktionen und allgemeine Verwendung
Reguliert die Lunge und den Magen. Könnte zur Behandlung von Husten und Brustschmerzen eingesetzt werden. Wird aufgrund der Position nicht häufig angewendet.

Niere 26
Im ersten Zwischenrippenraum, 2 cun seitlich des Ren-Meridians.

Funktionen und allgemeine Verwendung
Reguliert die Zirkulation in der Brust.

Niere 27
In der Vertiefung am unteren Rand des Schlüsselbeins, 2 cun seitlich des Ren-Meridians.

Funktionen und allgemeine Verwendung
Reguliert die Durchblutung in der Brust. Lindert Husten und Keuchen, wird jedoch nicht häufig angewendet. Andere Punkte, wie z.B. Lunge 5, 7 oder 9 werden häufiger zur Behandlung von Lungenproblemen verwendet.

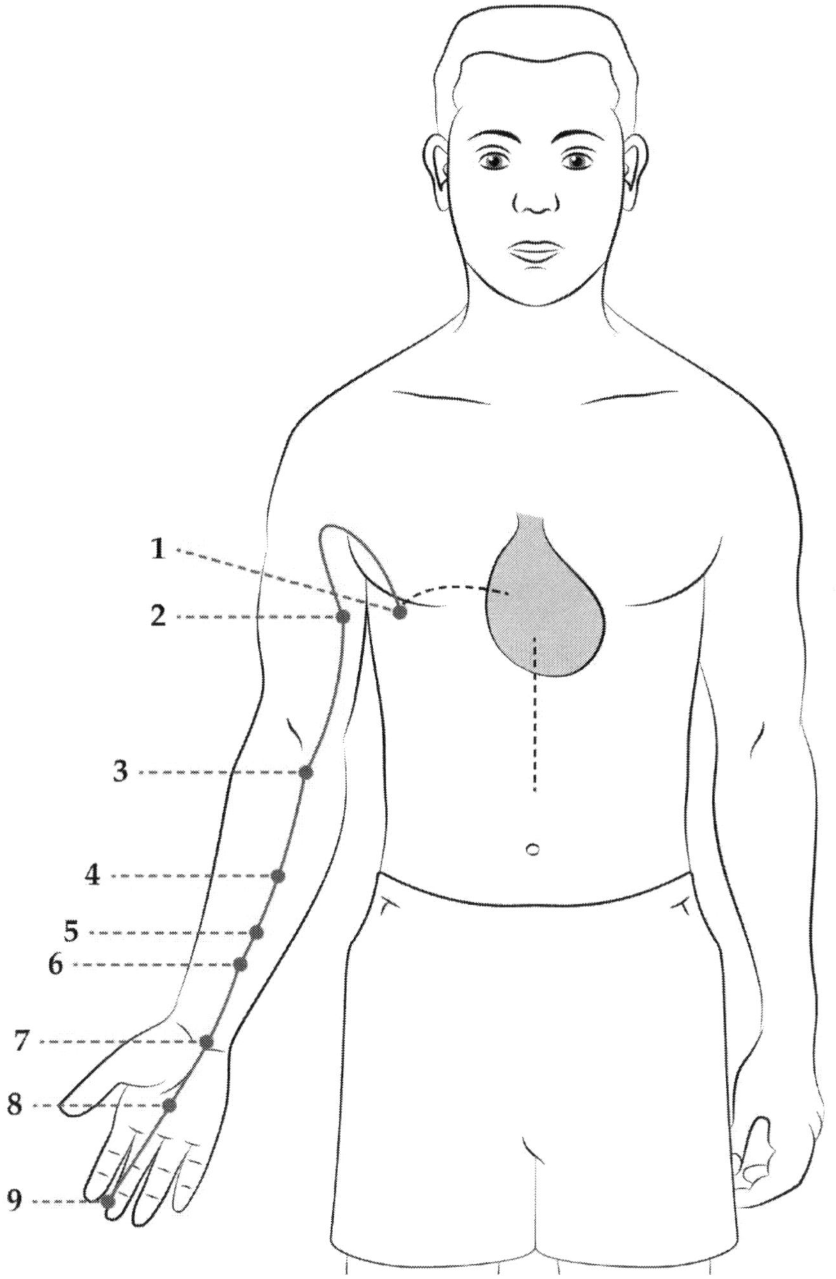

Perikard-Meridian

Perikard 1

Im vierten Zwischenrippenraum, 1 cun seitlich der Brustwarze.

Funktionen und allgemeine Verwendung

Stellt die gesunde Zirkulation in der Brust wieder her, wohltuend für die Brust.

Perikard 2

Befindet sich 2 cun unterhalb der vorderen Achselhöhle, die den Oberarmbereich darstellt, zwischen den beiden Spitzen der Bizepsmuskeln.

Funktionen und allgemeine Verwendung

Stellt die gesunde Zirkulation in der Brust wieder her, lindert Schmerzen in der Brust.

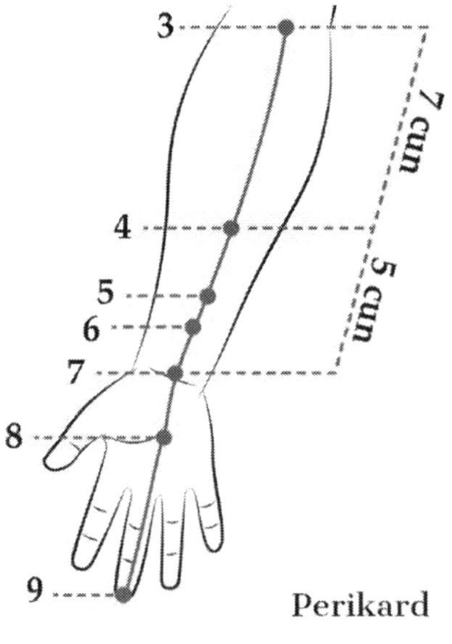

Perikard 3

Am Ellenbogen, auf der Seite der Elle der Bizepssehne. (Die Seite der Elle ist die Seite des kleinen Fingers am Arm). Mit leicht gebeugtem Ellenbogen zu lokalisieren.

Funktionen und allgemeine Verwendung
Reguliert das Herz, stellt die Durchblutung in der Brust wieder her. Kühlt die Hitze im Blut, was Nesselsucht und Fieber behandelt.

Perikard 4
Befindet sich 5 cun oberhalb der Handgelenksfalte, auf der Verbindungslinie zwischen Perikard 3 und 7, zwischen den Sehnen.

Funktionen und allgemeine Verwendung
Reguliert das Herz, beruhigt den Geist und kühlt die Hitze im Blut, was Bluthusten verursachen kann.

Perikard 5
Befindet sich 3 cun oberhalb der Handgelenksfalte, zwischen den Sehnen.

Funktionen und allgemeine Verwendung
Reguliert und stärkt das Herz, klärt das Herz-Feuer, beruhigt den Geist, wandelt den Schleim im Herzen um. Dieser Punkt wird in den Klassikern für Wahnvorstellungen, Hysterie und Halluzinationen angegeben. Diese seelischen Probleme werden immer über die Grundursache behandelt. Das Ungleichgewicht im Herzen verursacht die psychischen Probleme. Wenn das Herz behandelt wird, können die emotionalen Probleme gelindert werden.

Perikard 5 ist auch für das Sabbern nach einem Schlaganfall indiziert. Die Akupunktur ist sehr wirksam, um bei allen Aspekten der Genesung nach einem Schlaganfall zu helfen. Der Patient sollte so bald wie möglich nach einem Schlaganfall akupunktiert werden. Die volle Funktion kann oft schnell wiederhergestellt werden.

Die Akupunktur kann die Nervenfunktion wiederherstellen, bevor die Muskeln anfangen zu erschlaffen. Wenn die Muskeln erst einmal erschlafft sind, dauert es zwar länger, bis sich die Muskeln erholen, aber es wäre immer noch von großem Nutzen. Wenn die Muskeln nicht benutzt werden, werden sie schwach, und die Erholung erfordert

Bewegung. Bewegung ist ein wichtiger Teil der Erholung nach einem Schlaganfall.

Ich habe einmal jemanden behandelt, der etwa 18 Jahre vor der Akupunktur einen Schlaganfall hatte. Wir konnten sein Bein aufwärmen, das seit dem Schlaganfall kalt geblieben war. Dies half ihm, leichter zu gehen. Er war froh, eine Verbesserung zu sehen. Ich würde vorschlagen, dass Patienten, die einen Schlaganfall erlitten haben, so bald wie möglich nach dem Schlaganfall täglich Akupunktur erhalten. Ich würde sogar vorschlagen, eine Woche lang zweimal täglich zu akupunktieren.

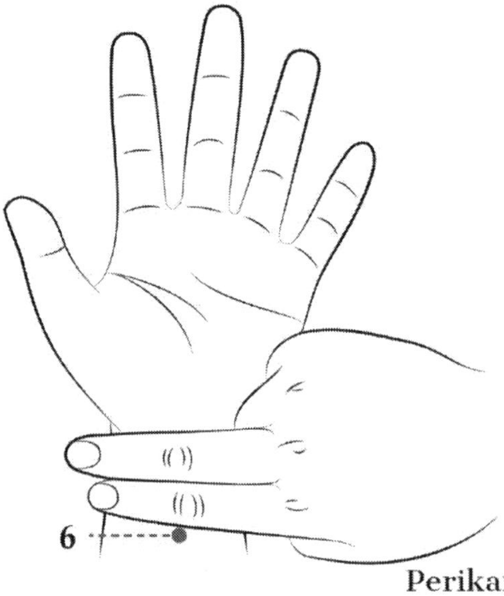

Perikard

Perikard 6
Befindet sich 2 cun oberhalb der Handgelenkfalte, zwischen den Sehnen in der Mitte des Unterarms.

Funktionen und allgemeine Verwendung

- Angst, beruhigt den Geist
- Beruhigt den Magen
- Beschleunigt und reguliert die Laktation, laut einer Quelle
- Herz-Feuer, das emotionale Störungen verursacht
- Herzklopfen, wenn Sie Ihr Herz schlagen spüren

- Herzrhythmusstörungen (siehe auch Herz 5)
- Schluckauf, er entspannt das Zwerchfell
- Verbessert die Brustdurchblutung zur Behandlung von Atembeschwerden
- Unfähigkeit zu sprechen oder Gedächtnisverlust nach einem Schlaganfall
- Schlaflosigkeit
- Übelkeit während der Schwangerschaft, einschließlich Morgenübelkeit
- Herzpochen (wenn Sie Ihr Herz schlagen spüren)
- Reguliert das Herz
- Reguliert den Magen zur Behandlung von Übelkeit und Erbrechen
- Lindert Herzschmerzen, Angina pectoris
- Stellt die gesunde Zirkulation in der Brust wieder her
- Stärkt das Herz
- Emotional sehr beruhigend, oft in Kombination mit Herz 7 zur Behandlung von Angstzuständen

Dieser Punkt reguliert den Bauch, aber auch das Herz und den gesamten Brustkorb. Er wird zur Behandlung von Angstzuständen, Schlaflosigkeit, emotionalen Störungen, Brustschmerzen, Herzklopfen und Völlegefühl im Brustkorb verwendet.

Medizinische Anmerkungen

Dieser Punkt ist einer der wichtigsten Punkte am Körper. Akupressur ist an diesem Punkt sehr effektiv, es gibt Handgelenkbänder für Schwangere, die bei morgendlicher Übelkeit eingesetzt werden können und den ganzen Tag über sanften Druck auf diesen Punkt ausüben, um Übelkeit zu lindern. Ich würde empfehlen, die Handgelenke dafür abwechselnd zu verwenden. Die Punkte werden nicht so gut ansprechen, wenn sie ständig stimuliert werden. Sie können das Handgelenkband an einem Arm für den Tag oder nach Bedarf anlegen und dann am nächsten Tag auf den anderen Arm wechseln. Die Akupunktur ist sehr wirksam, um die Ursachen der Morgenübelkeit zu behandeln.

Punkt bei Schlafstörungen
Die mit einem Magnetkügelchen durchgeführte Akupressur ist sehr wirksam zur Behandlung von Schlaflosigkeit. Legen Sie das Magnetkügelchen einfach etwa eine Stunde vor dem Schlafengehen auf die Spitze und nehmen Sie es morgens ab. Es wird Ihnen helfen, einzuschlafen und die ganze Nacht durchzuschlafen.

Perikard 6 ist berühmt für die Behandlung von Übelkeit jeglicher Ursache, es reguliert den Magen. Es öffnet den Brustkorb, um Brustschmerzen zu lindern. Suchen Sie bei Brustschmerzen unbedingt eine qualifizierte Behandlung auf. Schmerzen in der Brust können durch viele Dinge verursacht werden, darunter Herzinfarkte, Zwerchfellbrüche, Säure-Reflux und andere Verdauungsprobleme.

Es ist manchmal schwierig, die Ursache von Brustschmerzen zu diagnostizieren, weil es so viele mögliche Ursachen gibt. Dieser Punkt lindert Brustschmerzen, weil er den gesamten Brustkorb reguliert. Das Wissen um die Ursache ist bei der Akupressur nicht immer notwendig. Man kann einfach die Punkte verwenden und dem Körper erlauben, sich selbst zu regulieren.

Wenn Sie eine Bootsfahrt machen, können Sie ein Magnetkügelchen auf Perikard 6 legen, um Seekrankheit vorzubeugen.

Bitte beachten Sie, dass sich dieser Punkt 2 cun oberhalb der Handgelenksfalte befindet. Dies sind zwei Finger. Wenn Sie ein Bild sehen, auf dem drei Finger zur Messung verwendet werden, sollte der letzte Knöchel der drei Finger verwendet werden, nicht der größte Teil der Finger. Es gibt online viele Bilder, die falsch sind. Es kann schwierig sein, zu messen. Sie müssen die Finger des Patienten zum Messen verwenden. Das Handgelenk und die Hand müssen auf der gleichen Höhe gehalten werden, oder der Punkt wird an einer anderen Stelle lokalisiert.

Perikard 6 lässt sich am einfachsten mit zwei Fingern an den größten Knöcheln lokalisieren. Wenn Sie die Hand am Handgelenk zurückbiegen, ist die Lage des Punktes leicht verschoben. Wenn Sie den Punkt richtig messen, die Stelle mit einem Stift markieren und dann die Hand nach hinten neigen, werden Sie sehen, dass sie sich an einer anderen Stelle befindet.

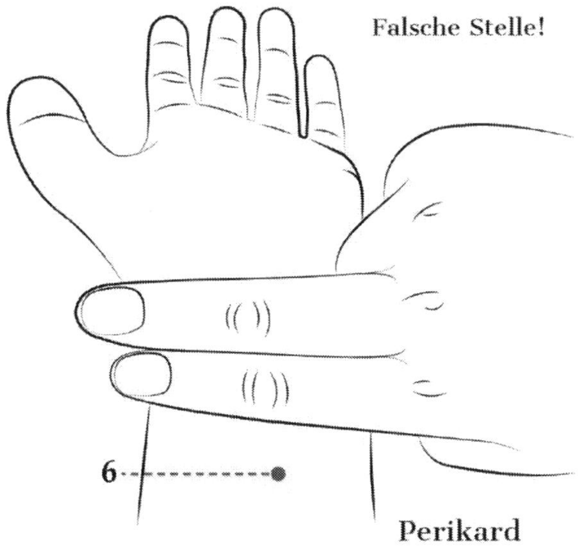

Falsche Stelle!

Man beachte, dass die Spitze zu weit von der Handgelenksfalte entfernt ist. Ich habe dieses Bild machen lassen, weil dies der häufigste Fehler ist, den Patienten machen, wenn ich ihnen zeige, wie man den Punkt findet. Wenn Sie Ihre Hand auf gleicher Höhe mit dem Arm halten und diese nicht am Handgelenk zurückbeugen, können Sie den Punkt leicht finden.

Perikard 7
In der Mitte der Handgelenksfalte, zwischen den Sehnen.

Funktionen und allgemeine Verwendung
Reguliert das Herz, behandelt Schlaflosigkeit und reguliert den Magen.

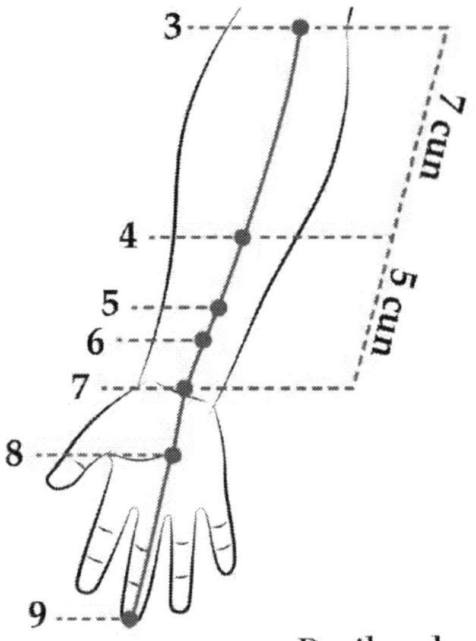

Perikard

Perikard 8
Auf der Handfläche, zwischen dem zweiten und dritten Mittelhandknochen. Mit geballter Faust zu lokalisieren, wobei der Punkt unterhalb der Spitze des Mittelfingers liegt.

Funktionen und allgemeine Verwendung
Reguliert das Herz, klärt das Herz-Feuer, belebt das Bewusstsein und klärt das Gehirn.

Perikard 9
In der Mitte der Mittelfinger-Spitze.

Funktionen und allgemeine Verwendung
Stellt das Bewusstsein wieder her. Einige Quellen sagen, dass es bei der Wiederherstellung der Sprechfähigkeit nach einem Schlaganfall wirksam ist.

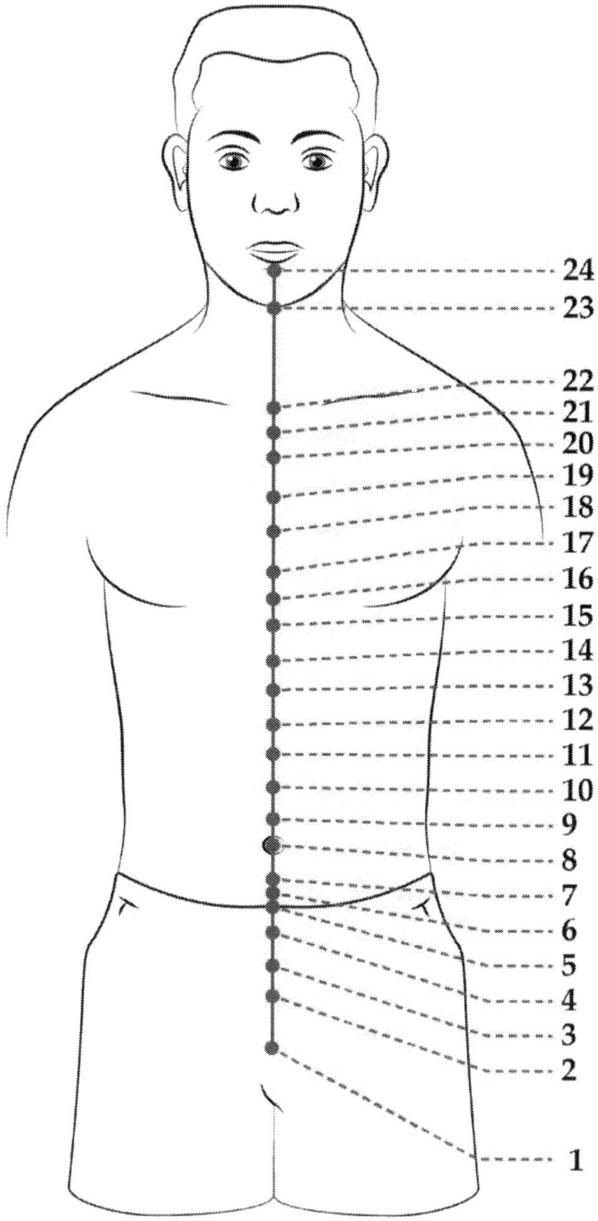

Ren-Meridian oder Konzeptionsgefäß

Der Ren-Meridian wird auch als Konzeptionsgefäß bezeichnet. Die Abkürzung für Konzeptionsgefäß ist KG, Sie werden diesen Meridian also unter diesen beiden Namen finden.

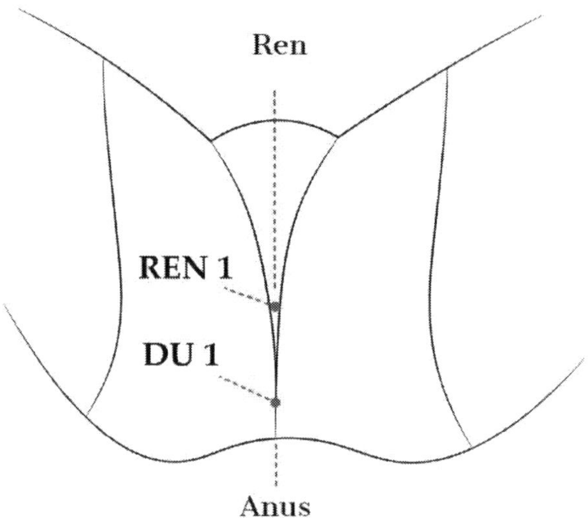

Ren

Ren 1
Befindet sich auf der Mittellinie zwischen dem Anus und den Genitalien.

Funktionen und allgemeine Verwendung
Kann zur Behandlung von schwierigem Urinieren und Inkontinenz verwendet werden, obwohl es andere Punkte gibt, die sich an den Armen und Beinen befinden, um dies zu behandeln.

Ren 2
Befindet sich auf der Mittellinie, am oberen Rand der Schambeinfuge.

Funktionen und allgemeine Verwendung
Behandelt Harnstörungen wie die Unfähigkeit zu urinieren und Inkontinenz.

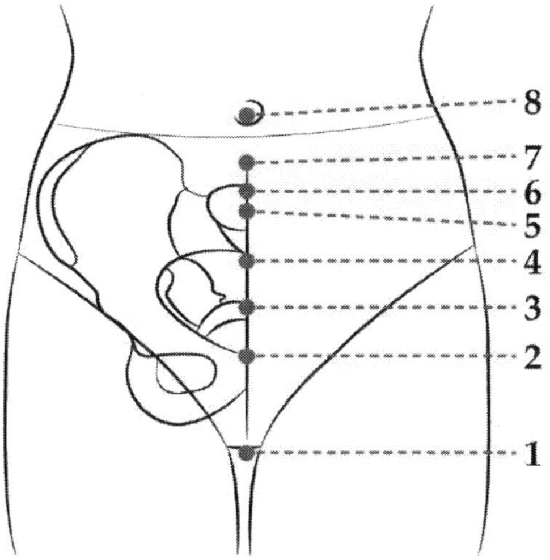

Ren

Ren 3
Befindet sich 4 cun unterhalb des Bauchnabels, auf der Mittellinie.

Funktionen und allgemeine Verwendung
Behandelt Blasenprobleme, reguliert die Gebärmutter, stärkt die Nieren und behandelt Bauchschmerzen.

Ren 4
Befindet sich 3 cun unterhalb des Bauchnabels, auf der Mittellinie.

Funktionen und allgemeine Verwendung
- Müdigkeit
- Unfruchtbarkeit
- Schmerzen im unteren Rückenbereich
- Reguliert den Unterbauch
- Reguliert den Dünndarm
- Reguliert die Gebärmutter
- Stellt das Yang nach einem Kollaps wieder her, das ist eine Beschreibung der chinesischen Medizin, die beschreibt, was passiert, wenn das Energieniveau des Körpers so niedrig ist, dass die Person einen vollständigen Kollaps erleidet
- Stärkt die Nieren

- Starke Verstärkung bei niedrigen Energieniveaus
- Behandelt die Blase
- Harninkontinenz
- Harnverhalt durch fötalen Druck

Dieser Punkt ist ein wichtiger Punkt bei der Behandlung von Müdigkeit. Er behandelt auch die Unfruchtbarkeit und reguliert die Menstruation. Er stellt den Körper nach einem Zusammenbruch des Yin oder Yang wieder her, der sich als Schlaganfall, Koma oder Kollaps manifestieren kann. Es erhöht die Energie des Körpers, so dass es zur Behandlung von Organvorfällen wie Rektum- oder Gebärmuttersenkungen eingesetzt werden kann, obwohl chinesische Kräuter ebenso bei der Behandlung sehr hilfreich sind.

Ren 5
Befindet sich 2 cun unterhalb des Bauchnabels, auf der Mittellinie.

Funktionen und allgemeine Verwendung
Reguliert die Gebärmutter, stärkt die Nieren und behandelt Schwierigkeiten beim Wasserlassen.

Ren 6
Befindet sich 1,5 cun unterhalb des Bauchnabels, auf der Mittellinie.

Funktionen und allgemeine Verwendung

- Nierensteine
- Rektumvorfall
- Reguliert den Ren-Meridian
- Reguliert das Urinieren
- Stellt kollabiertes Yin oder Yang wieder her
- Stärkt die Nieren
- Tonisiert Qi und Yang zur Behandlung von Müdigkeit
- Uterusvorfall

Ren 6 ist ein wichtiger Punkt. Es wird zur Verbesserung des Energieniveaus sowie zur Behandlung von Vorfällen der Gebärmutter, des Rektums und der Vagina eingesetzt. Ein Vorfall liegt vor, wenn das Organ aus seiner normalen Position nach unten rutscht. In der Theorie der chinesischen Medizin wird ein Organvorfall durch schwache Energieniveaus verursacht, die dazu führen, dass der Körper nicht in der Lage ist, die Organe an ihren richtigen Positionen zu halten. Auch dafür werden oft chinesische Kräuter verwendet. Es gibt Kräuterformeln, die nicht nur die Energie stark erhöhen, sondern auch die Energie zur Behandlung eines Organvorfalls anheben. Chinesische tonisierende Kräuter sind sehr wirksam, um das Energieniveau wiederherzustellen.

Ren 7

Befindet sich 1 cun unterhalb des Bauchnabels, auf der Mittellinie.

Funktionen und allgemeine Verwendung

Ren 7 reguliert die Menstruation und kann zur Behandlung von abnormalen Gebärmutterblutungen, vaginalem Juckreiz und Ausfluss eingesetzt werden.

Ren 8

Befindet sich in der Mitte des Bauchnabels, auf der Mittellinie. Ren 8 wird nicht mit Akupunktur behandelt, stattdessen wird Moxibustion angewendet. Es gibt viele Arten von Moxa. Moxa ist das Beifußkraut, es kann zu einem Stock gerollt und an einem Ende angezündet werden, um Punkte zu stimulieren. Moxa kann auch auf ein Stückchen Ingwerwurzel gelegt werden, um die wärmende Wirkung der Behandlung zu verstärken.

Funktionen und allgemeine Verwendung

Ren 8 kann zur Wiederherstellung des Bewusstseins eingesetzt werden, was durch einen Schlaganfall verursacht werden könnte. Es kann auch zur Behandlung von Verdauungsschwäche bei Kindern eingesetzt werden. Das Bild unten zeigt einen Moxastab, der zur Erwärmung des unteren Rückens verwendet wird. Moxibustion, d.h. die Verwendung von brennender Moxa, ist besonders gut zur Behandlung von Menschen nach einem Schlaganfall geeignet, da die Gliedmaßen oft kalt sind. Moxa erwärmt die Gliedmaßen, um den normalen Blutfluss schnell wiederherzustellen. Viele Akupunkteure sind allergisch gegen den Moxa-Rauch. Ich persönlich verwende eine Ferninfrarot-Wärmelampe. Sie dringt in die Haut ein und lindert den Schmerz.

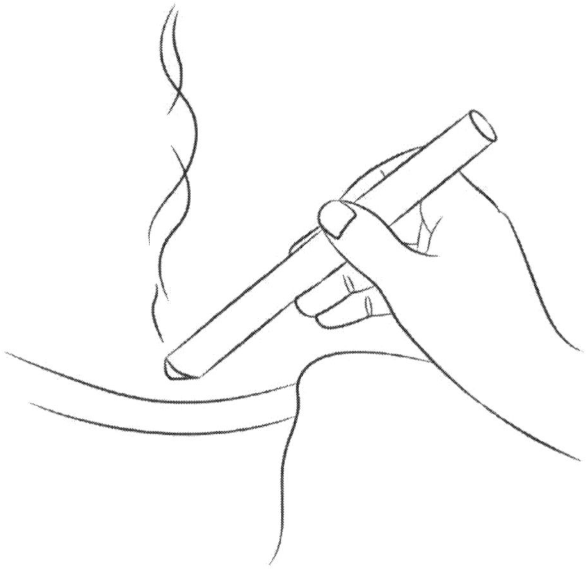

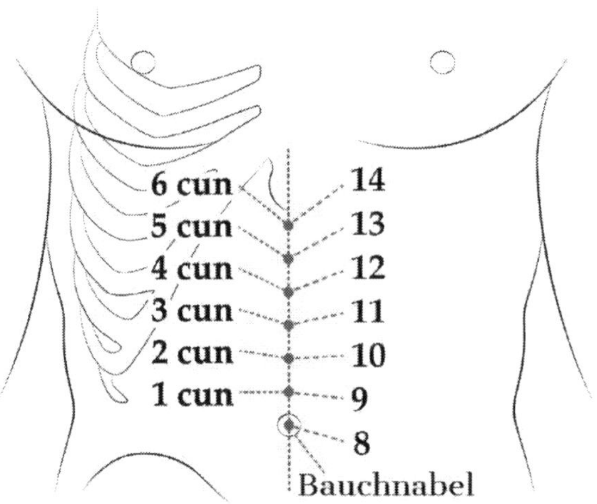

Ren

Ren 9
Befindet sich 1 cun oberhalb des Bauchnabels, auf der Mittellinie.

Funktionen und allgemeine Verwendung
Reguliert den Darm und kann zur Behandlung von Bauchschmerzen eingesetzt werden.

Ren 10
Befindet sich 2 cun oberhalb des Bauchnabels, auf der Mittellinie.

Funktionen und allgemeine Verwendung
Reguliert die Milz und den Magen, wodurch Verdauungsstörungen wie Gastritis, epigastrische Schmerzen, Verdauungsstörungen und Bauchschmerzen behandelt werden. Es reguliert die Verdauung zur Behandlung von Verdauungsstörungen und Erbrechen von Nahrung, die nicht richtig verdaut wurde.

Ren 11
Befindet sich 3 cun oberhalb des Bauchnabels, auf der Mittellinie.

Funktionen und allgemeine Verwendung
Reguliert die Milz und den Magen zur Behandlung von Verdauungsstörungen.

Ren 12
4 cun oberhalb des Bauchnabels, auf der Mittellinie.

Funktionen und allgemeine Verwendung
- Bauchschmerzen
- Säure-Reflux
- Brennende Schmerzen im Rachen und in der Speiseröhre durch Säure-Reflux
- Klärt das Magen-Feuer und die Hitze, welche eine Entzündung des Magens ist
- Senkt das Magen-Qi
- Gastritis

- Schluckauf
- Reguliert die Verdauung
- Stärkt die Milz und den Magen zur Verbesserung der Verdauung
- Behandelt stagnierende Verdauung
- Geschwüre
- Unverdaute Nahrung im Stuhl
- Erbrechen

Ren 12 ist ein wichtiger Punkt zur Regulierung der Verdauung. Der Magen soll Nahrung verdauen und in den Dünndarm schicken. Wenn es im Magen stecken bleibt und nicht verdaut werden kann, kommt es zu saurem Reflux, Zwerchfellbruch und Erbrechen. Magen-Feuer-Symptome sind ähnlich wie Gastritis. Der Magen fühlt sich an, als ob er in Flammen steht. Ren 12 klärt diese Art von Entzündung.

Ren 13
Befindet sich 5 cun oberhalb des Bauchnabels, auf der Mittellinie.

Funktionen und allgemeine Verwendung

- Säure-Reflux
- Schmerz im Herzen
- Übelkeit
- Reguliert das Herz
- Reguliert den Magen
- Magen-Feuer

Ren 13 kann zur Behandlung von Gastritis, Geschwüren, Schmerzen in der Brust und bei Erbrechen angewendet werden.

Ren 14
Befindet sich 6 cun oberhalb des Bauchnabels, auf der Mittellinie.

Funktionen und allgemeine Verwendung

- Hilft dem Zwerchfell
- Beruhigt den Geist
- Öffnet den Brustkorb

- Reguliert das Herz
- Reguliert den Magen

Ren 14 reguliert das Herz zur Behandlung von Schmerzen in der Brust, aber es behandelt auch emotionale Störungen wie Angst, Depression und Beklemmung. Es wirkt sich positiv auf das Zwerchfell aus und kann zur Behandlung von Störungen wie Sodbrennen, Erbrechen und Schluckbeschwerden eingesetzt werden.

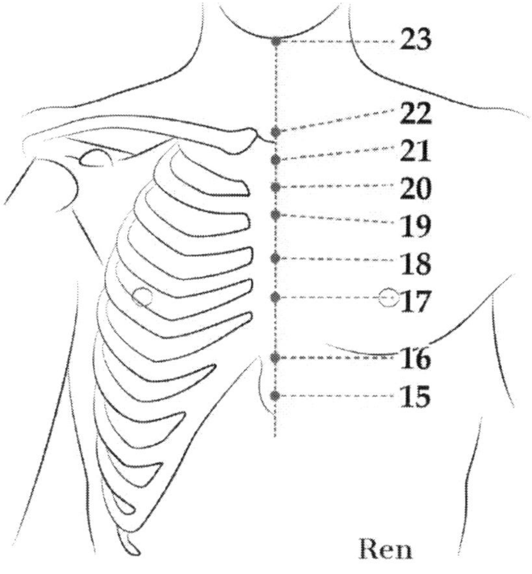

Ren 15
Befindet sich 7 cun oberhalb des Bauchnabels, auf der Mittellinie, unterhalb des Schwertfortsatzes.

Funktionen und allgemeine Verwendung
Regelt das Herz. Reguliert die Zirkulation in der Brust zur Behandlung von Brustdehnung, Säure-Reflux, Perikarditis und Herzklopfen.

Ren 16
Befindet sich auf der Mittellinie des Brustbeins, auf Höhe des fünften Zwischenrippenraums.

Funktionen und allgemeine Verwendung
Reguliert die Zirkulation in der Brust.

Ren 17
Befindet sich auf der Höhe des vierten Zwischenrippenraums auf der Mittellinie. Dieser Punkt befindet sich auf der Höhe der Brustwarzen.

Funktionen und allgemeine Verwendung
- Säure-Reflux
- Brusterkrankungen wie Mastitis und Abszesse
- Zwerchfell-Krämpfe
- Schwierige Atmung
- Schluckbeschwerden
- Verengung der Speiseröhre
- Schluckauf
- Fördert die Laktation
- Reguliert die Lunge
- Keuchen

Ren 17 kann zur Wiederherstellung einer gesunden Zirkulation in der Brust eingesetzt werden.

Ren 18
Befindet sich am dritten Zwischenrippenraum, auf der Mittellinie.

Funktionen und allgemeine Verwendung
Reguliert die Zirkulation in der Brust.

Ren 19
Befindet sich im zweiten Zwischenrippenraum, auf der Mittellinie.

Funktionen und allgemeine Verwendung
Stellt die Zirkulation in der Brust wieder her.

Ren 20
Befindet sich auf der Höhe des ersten Zwischenrippenraums, in der Mitte des Brustbeinwinkels (Sternum-Winkel).

Funktionen und allgemeine Verwendung
Stellt die Zirkulation in der Brust wieder her.

Ren 21
Befindet sich 1 cun unterhalb von Ren 22, auf der Mittellinie.

Funktionen und allgemeine Verwendung
Reguliert den Magen, stellt die Zirkulation in der Brust wieder her.

Ren 22
In der Mitte der Fossa suprasternalis (Brustkorb).

Funktionen und allgemeine Verwendung
Reguliert die Lunge und befeuchtet die Kehle.

Ren 23
Oberhalb des Adamsapfels, in der Vertiefung des oberen Randes des Zungenbeins.

Funktionen und allgemeine Verwendung
Hilft der Zunge, wird nicht oft angewandt.

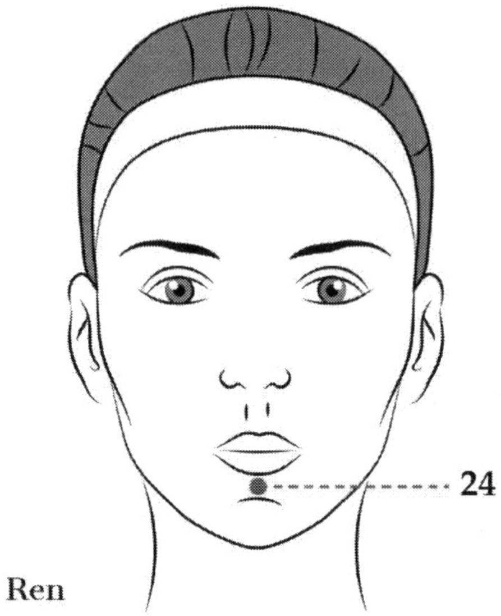

Ren 24
In der Vertiefung in der Mitte der Mento-Labialfurche. Übersetzung: befindet sich zwischen Kinn und Lippen, in der Mitte.

Funktionen und allgemeine Verwendung
Entspannt die Sehnen im Gesicht, kann zur Behandlung von Mund- und Augenabweichungen, Wundstarrkrampf, Gesichtslähmung und Nackenschmerzen verwendet werden.

Extrapunkte

An Mian	Friedlicher Schlaf
Ba Feng	Acht Winde
Ba Xie	Acht krankheitsverursachende Faktoren
Bi Tong	Durchgängige Nase oder Nasengang
Dan Nang Xue	Gallenblasen-Punkt
Ding Chuan	Beruhigt Schwieriges Atmen
Er Bai	Zwei Weiße
He Ding	Kranich-Gipfel
Hua Tuo Jia Ji	Paravertebrale Punkte von Hua Tuo
Jia Bi	Wange und Nase
Jia Cheng Jiang	Angrenzend zum Behälter mit Flüssigkeiten
Jian Qian	Vorderseite der Schulter
Lan Wei Xue	Appendix-Punkt
Luo Zhen	Steifer Nacken
Shi Xuan	Zehn Ableiter
Si Shen Cong	Vier wachsame Geister
Tai Yang	Oberstes Yang
Ti Tuo	Heben und Stützen
Xi Yan	Die Knieaugen
Yao Tong Xue	Lendenwirbel-Schmerz-Punkt
Yao Yan	Lendenwirbel-Augen
Yin Tang	Halle der Eindrücke
Yu Yao	Fisch-Taille
Zi Gong	Uterus-Punkt, auch der Palast des Kindes genannt

Diese Punkte sind zuerst auf Chinesisch aufgelistet, da sie keine allgemein gebräuchlichen Nummern haben. In den meisten Fällen steht die Übersetzung zuerst auf dem Bild, aber die meisten Akupunkteure bezeichnen die Punkte mit dem chinesischen Namen. Diese Punkte werden „Extrapunkte" genannt, weil sie in den meisten Fällen nicht auf einem Meridian liegen.

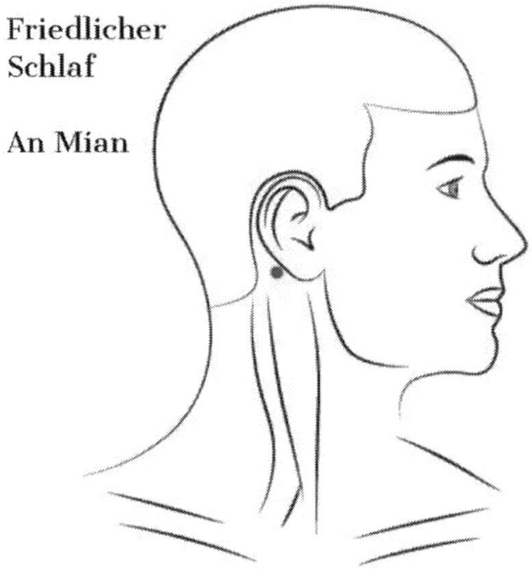

An Mian – Friedlicher Schlaf
In der Mitte zwischen Gallenblase 20 und Dreifacher Erwärmer 17.

Funktionen und allgemeine Verwendung
Beruhigt den Geist. Es wird zur Behandlung von Schlaflosigkeit verwendet.

Ba Feng – Acht Winde
Auf der Oberseite des Fußes, zwischen den Zehen, an den Zwischenzehrändern. Es gibt insgesamt acht Punkte.

Funktionen und allgemeine Verwendung
Behandelt Fußschmerzen und Kopfschmerzen. Die Ba-Feng-Punkte eignen sich hervorragend zur Behandlung der diabetischen Neuropathie. Sie stellen die normale Zirkulation in den Füßen wieder her.

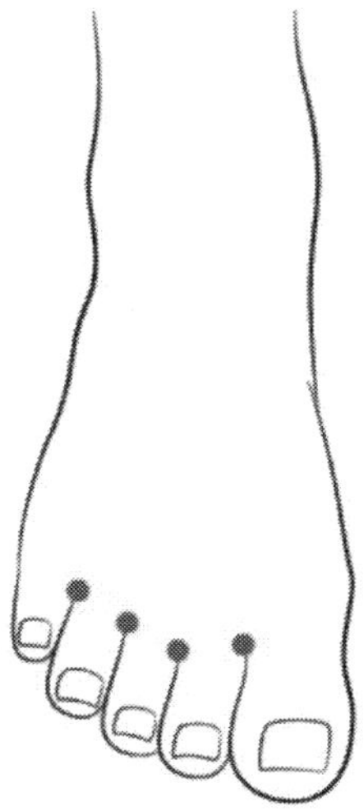

Acht
Winde

Ba Feng

Medizinische Anmerkungen
Ba Feng sind effektiv bei der Wiederherstellung einer gesunden Zirkulation in den Füßen. Ich verwende sie bei diabetischer Neuropathie oder jeder Art von Nervenproblemen in den Füßen. Sie sind sehr wirksam bei Taubheitsgefühlen in den Füßen. Patienten haben anfänglich nichts gegen sie, bis die Nerven aufwachen und wieder arbeiten, dann können sie empfindlich und schmerzhaft sein. Sobald sie anfangen zu schmerzen, weiß man, dass die Nerven besser arbeiten und man braucht die Punkte nicht mehr so sehr.

Ich würde auch erwägen, Ba Feng zur Behandlung von Beinproblemen nach einem Schlaganfall einzusetzen. Die Behandlung der Fußenden ist sehr effektiv, um die normale Nervenfunktion wiederherzustellen. Akupunktur wird bevorzugt, aber jede Art von Akupressur wird helfen. Die Verwendung eines Massagegeräts in diesem Bereich oder einfach die Massage der Punkte mit den Fingern hilft.

Acht krankheitsverursachende
Faktoren

Ba Xie

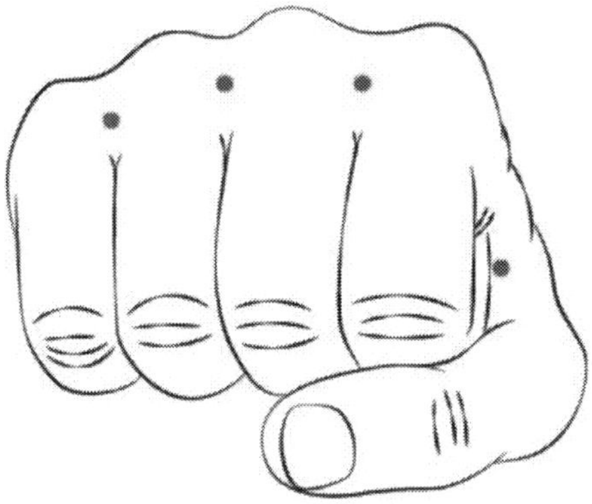

Ba Xie – Acht krankheitsverursachende Faktoren
Auf der Oberseite der Hand, an der Grenze zwischen der weißen und roten Haut der Fingerzwischenräume. Insgesamt acht Punkte.

Funktionen und allgemeine Verwendung
Diese Punkte behandeln Taubheit, Steifheit und Schmerzen in den Fingern und der Hand.

Medizinische Anmerkungen
Sie sind sehr wirksam, um die Durchblutung der Hand zu verbessern und die Art des Handproblems zu behandeln. Sie können auch zur Behandlung von Nervenproblemen eingesetzt werden. Indem sie die Nerven stimulieren, regulieren sie die Nervenfunktion. (Wenn Nerven beschädigt sind, neigen sie zu Fehlzündungen. Schussschmerzen und der Verlust der Kontrolle über die Hände können durch beschädigte Nerven verursacht werden. Wenn die Hände gefühllos sind, kommt es zu einer mangelnden Durchblutung. Die Stimulation dieser Punkte fördert die Wiederherstellung der Funktion). Diese Punkte entsprechen dem Ba Feng, das zwischen den Zehen liegt. Sie sind beide hilfreich bei Nervenerkrankungen.

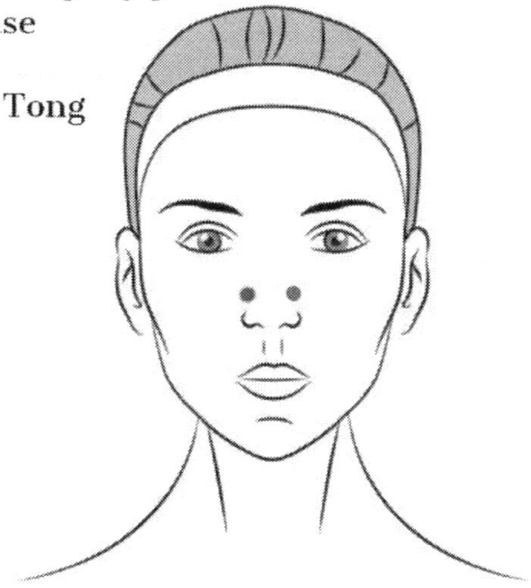

Bi Tong – Durchgängige Nase oder Nasengang
Am höchsten Punkt der Nasolabialfurche.

Funktionen und allgemeine Verwendung
Wohltuend für die Nase. Wird bei Nebenhöhlenverstopfung und -ausfluss, Nasenpolypen, sowie allergischen Reaktionen verwendet. Dieser Punkt stimuliert eine gesunde Durchblutung der Nasennebenhöhlen, was bei Nasennebenhöhlenkopfschmerzen hilfreich ist.

Dan Nang Xue – Gallenblasen-Punkt
Die zarte Stelle 1-2 cun unter von Gallenblase 34, nur auf dem rechten Bein. Finden Sie die empfindlichste Stelle. Gallenblase 34 befindet sich 1 cun unterhalb und vor dem Kopf des Wadenbeins, neben dem Knie.

Funktionen und allgemeine Verwendung
Klärt feuchte Hitze in der Gallenblase, die Gallensteine, Gallenwegserkrankungen und Rippenschmerzen behandelt. Feuchte Hitze kann als Entzündung übersetzt werden.

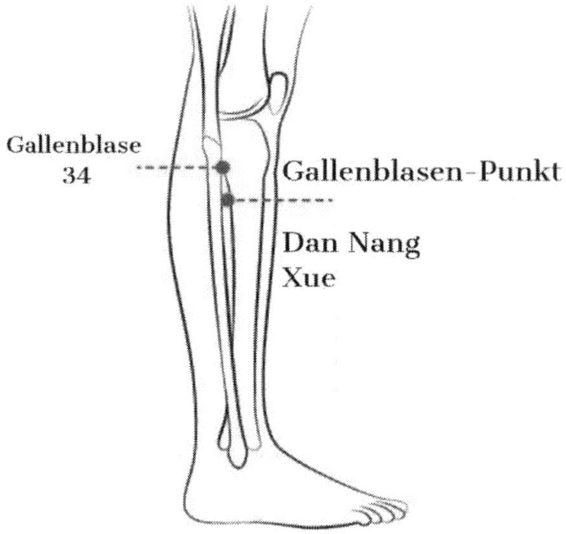

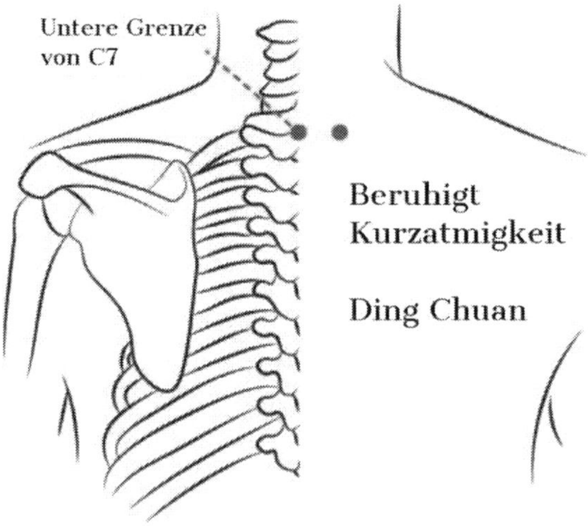

Ding Chuan – Beruhigt Schwieriges Atmen
Befindet sich 0,5 cun lateral zu Du 14 oder auf Höhe der Halswirbel 7.

Funktionen und allgemeine Verwendung
Beruhigt Atembeschwerden, behandelt Keuchen, Asthma und stoppt den Husten.

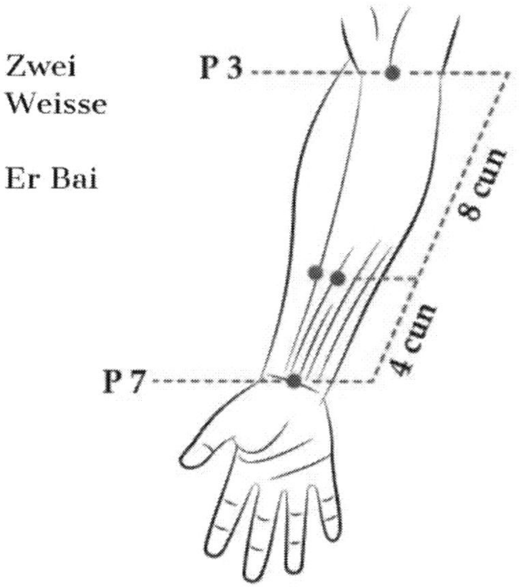

Er Bai – Two Whites
Befindet sich auf beiden Seiten der Sehne des radialen Handbeugers („flexor carpi radialis"), 4 cun von der Handgelenksfalte.

Funktionen und allgemeine Verwendung
Behandelt Hämorrhoiden, und Rektumvorfall.

He Ding – Kranich-Gipfel
In der Vertiefung des Mittelpunktes der oberen Kniescheibengrenze.

Funktionen und allgemeine Verwendung
Verbessert den Blutfluss im Knie. Dieser Punkt wird mit anderen Punkten kombiniert, wie Magen 36, Magen 35, Milz 9 und Milz 10 zur Behandlung von Knieschmerzen.

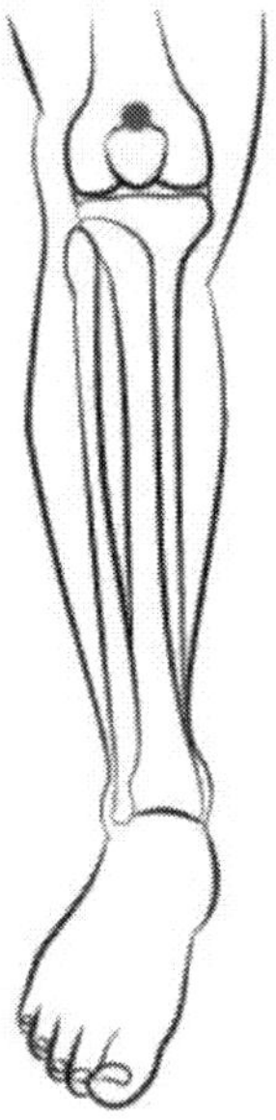

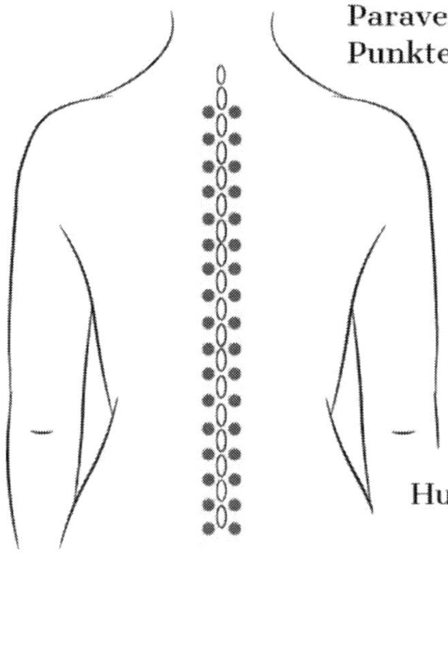

Hua Tuo Jia Ji – Paravertebral Points

Eine Gruppe von 34 Punkten auf beiden Seiten der Wirbelsäule, die sich 0,5 cun lateral zum unteren Rand jedes Dornfortsatzes befinden. Die Punkte verlaufen von den ersten Brustwirbeln bis zum fünften

Lendenwirbel. Diese Punkte werden allgemein als Jiaji-Punkte bezeichnet.

Funktionen und allgemeine Verwendung

Diese Punkte können zur Regulierung der Spinalnerven verwendet werden. Sie werden am häufigsten zur Behandlung von Rückenschmerzen eingesetzt. Sie stimulieren die Nervenfunktion in der Wirbelsäule stark, um Schmerzen zu lindern und eine gesunde Funktion wiederherzustellen.

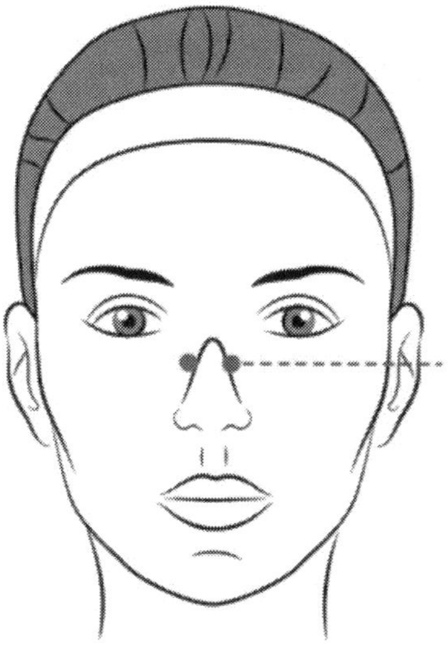

Jia Bi – Wange und Nase

Jia Bi befindet sich auf dem Sinusknochen (Nasenrücken), oberhalb von Bi Tong.

Funktionen und allgemeine Verwendung

Dieser Punkt ist sehr effektiv, um die Nasennebenhöhlen zu öffnen. Dieser Punkt ist ein Beispiel dafür, wie reich die chinesische Medizin ist. Es gibt so viele Punkte, dass man immer wieder neue lernen kann. Ich habe online nach einem Bild für Bi Tong gesucht und ein Bild gefunden, auf dem Bi Tong drauf war, aber es hatte auch einen Punkt namens Jia Bi. Ich habe diesen Punkt noch nie in einem Punkt-Lagebuch gesehen.

Ich drückte auf diesen Punkt und stellte fest, dass er meine Nebenhöhlen innerhalb von Sekunden öffnete. Am einfachsten ist es, einfach beide Seiten der Nase direkt an den Rand des Nasennebenhöhlenknochens zu drücken. Es sieht dann so aus, als hielten Sie sich die Nase zu, aber Ihre Finger sind höher.

Akupressur ist in diesem Punkt sehr effektiv. Tatsächlich würde ich an diesem Punkt die Akupressur der Akupunktur vorziehen. Sie können in diesem Bereich sanft auf den Nasenknorpel drücken. Dies kann bei jeder Nasennebenhöhlenblockade angewendet werden.

Nasennebenhöhlenprobleme verursachen oft Schmerzen im ganzen Gesicht, einschließlich Nebenhöhlenkopfschmerzen. Wenn Sie Gesichts- oder Kieferschmerzen haben, sollten Sie diese Punkte zur Wiederherstellung der Durchblutung Ihrer Nasennebenhöhlen in Betracht ziehen.

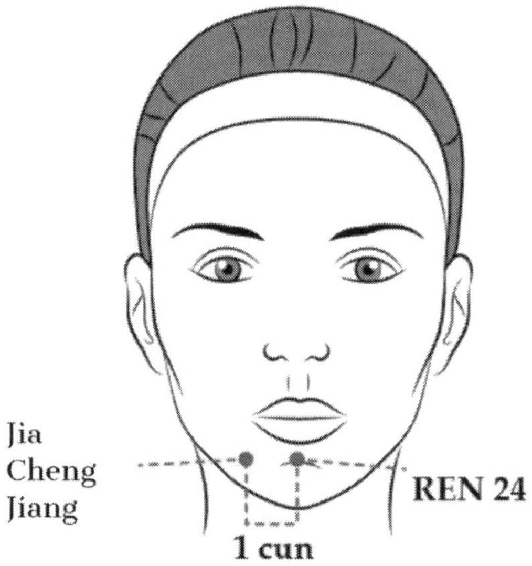

Angrenzend zum Behälter mit Flüssigkeiten

Jia Cheng Jian – Angrenzend zum Behälter mit Flüssigkeiten
Befindet sich 1 cun seitlich von Ren 24.

Funktionen und allgemeine Verwendung
Dieser Punkt kann zur Behandlung von Abweichungen des Mundes und des Auges verwendet werden. Es werden auch Gesichtslähmungen und Trigeminusneuralgien behandelt.

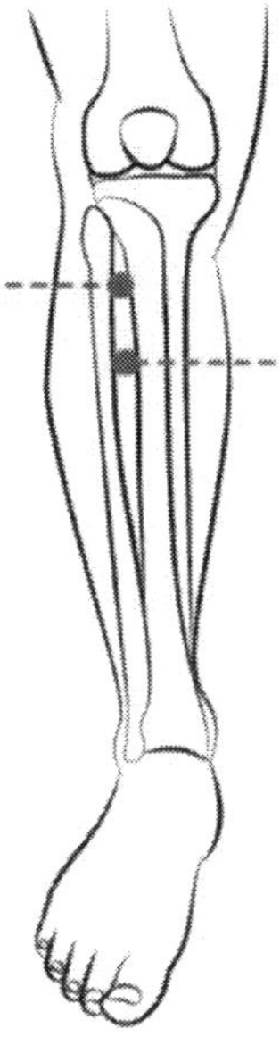

Lan Wei Xue – Appendix-Punkt
Die empfindliche Stelle befindet sich etwa 2 cun unterhalb der Magen 36, nur auf dem rechten Bein. Dieser Punkt wird weich, wenn er gedrückt wird. Die empfindlichste Stelle sollte für die Behandlung gefunden werden.

Funktionen und allgemeine Verwendung
Befreit den Dickdarm von Feuer-Gift, behandelt chronische Blinddarmentzündung, Fallfuß und Beinlähmung. Feuer-Gift könnte als

intensive Entzündung beschrieben werden. Es behandelt speziell Blinddarmentzündungen und verbessert stark die Durchblutung in Bein und Fuß, um Fuß- und Beinprobleme zu behandeln.

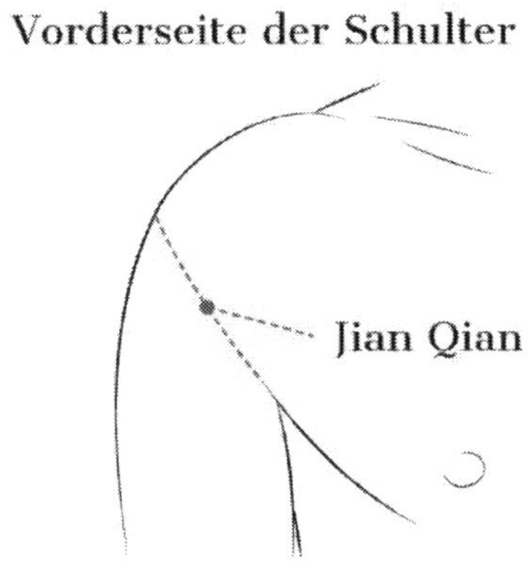

Jian Qian – Vorderseite der Schulter
Befindet sich am vorderen Teil des Schultergelenks, auf halbem Weg zwischen dem Punkt Dickdarm 15 und der Achselhöhle.

Funktionen und allgemeine Verwendung
Dieser Punkt behandelt Schmerzen und Immobilität des Schultergelenks.

Luo Zhen – Steifer-Nacken-Punkt
Befindet sich auf der Oberseite der Hand, in der Vertiefung zwischen dem zweiten und dritten Handknochen.

Funktionen und allgemeine Verwendung
Lindert steifen Nacken, Nackenschmerzen, die Unfähigkeit, den Kopf zur Seite zu drehen, sowie Kopfschmerzen.

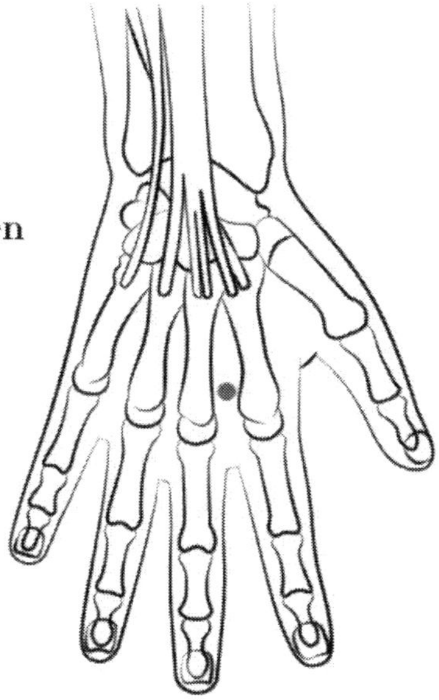

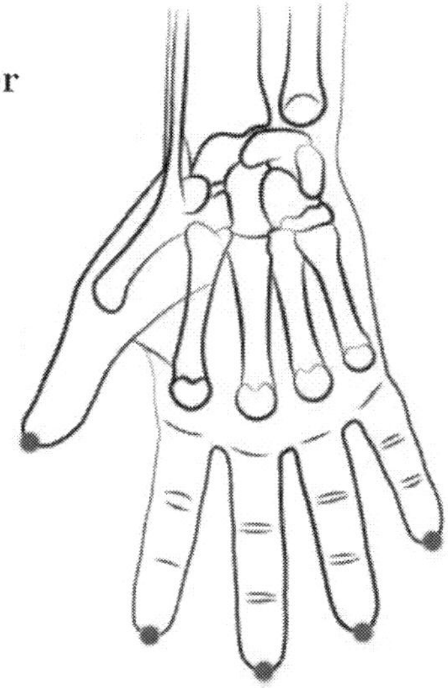

Shi Xuan – Zehn Ableiter
An den Spitzen der zehn Finger, etwa 0,1 cun vom Fingernagel.

Funktionen und allgemeine Verwendung
Belebt das Bewusstsein und leitet Wärme ab. Wird bei Bewusstseinsverlust und Schlaganfallerholung eingesetzt.

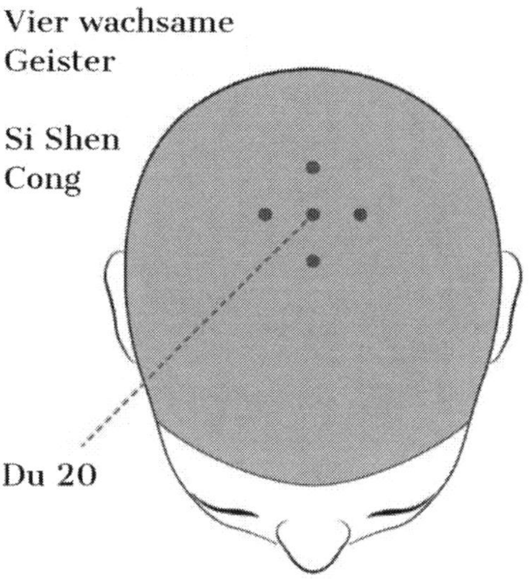

Si Shen Cong – Vier wachsame Geister
Eine Gruppe von vier Punkten am Scheitelpunkt des Kopfes, jeder Punkt befindet sich ein cun von Du 20 entfernt.

Funktionen und allgemeine Verwendung
Diese Punkte beruhigen den Geist und sind gut für Augen und Ohren. Diese Punkte können dazu verwendet werden, Ihr Gehirn zu stimulieren, um das Gedächtnis zu verbessern, Schlaflosigkeit, Schwindel sowie Augenprobleme zu behandeln.

Tai Yang – Oberstes Yang
In der Vertiefung etwa 1 cun hinter dem Mittelpunkt zwischen dem seitlichen Ende der Augenbraue und dem äußeren Augenwinkel.

Funktionen und allgemeine Verwendung
Reduziert die Schwellung und lindert den Schmerz. Behandelt Trigeminusneuralgie, Augenkrankheiten, Sehprobleme, Augenschmerzen und Abweichungen von Mund und Auge.

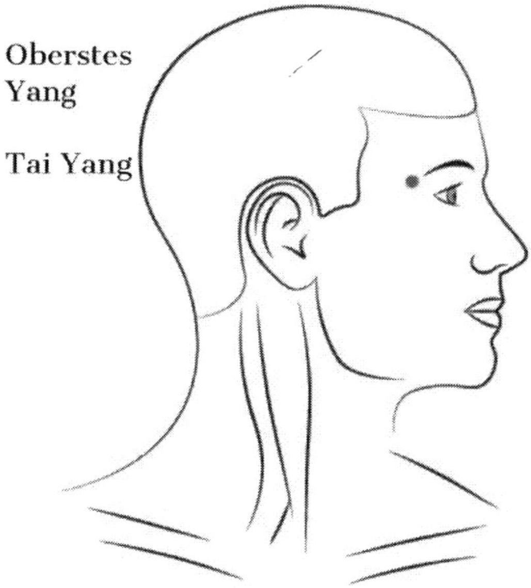

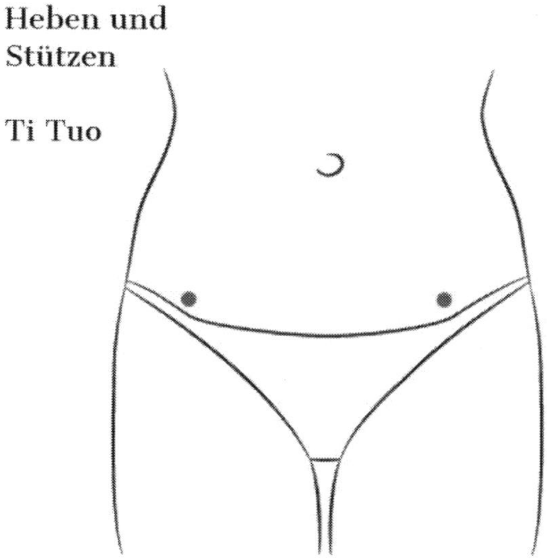

Ti Tuo – Heben und Stützen
Befindet sich 4 cun lateral zur Mittellinie, auf Höhe von Ren 4, also 3 cun unterhalb des Bauchnabels.

Funktionen und allgemeine Verwendung
Dieser Punkt wird bei Gebärmuttervorfall und schmerzhafter Menstruation verwendet. In vielen Fällen sind chinesische Kräuter notwendig, um den Körper zu stärken. Ein Gebärmuttervorfall wird in den meisten Fällen durch Müdigkeit verursacht. Es werden energetisierende Kräuter verabreicht, die das Energieniveau wiederherstellen.

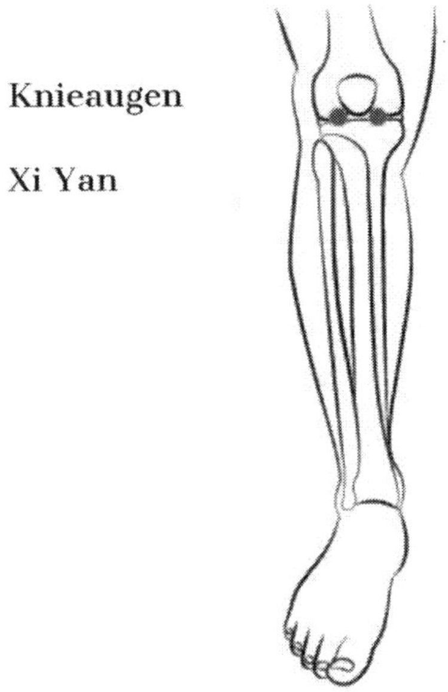

Xi Yan – Knieaugen
Zwei Punkte auf beiden Seiten des Kniescheibenbandes („Ligamentum patellae“). Befinden sich in den Augen des Knies, die sich bei der Kniescheibe befinden.

Funktionen und allgemeine Verwendung
Behandelt Schmerzen im Kniegelenk, Schwierigkeiten bei der Bewegung des Knies und schwache Knie. Dieser Punkt wird häufig mit anderen Punkten um das Kniegelenk herum kombiniert, wie He Ding, Magen 34, Magen 36, Milz 9 und Milz 10.

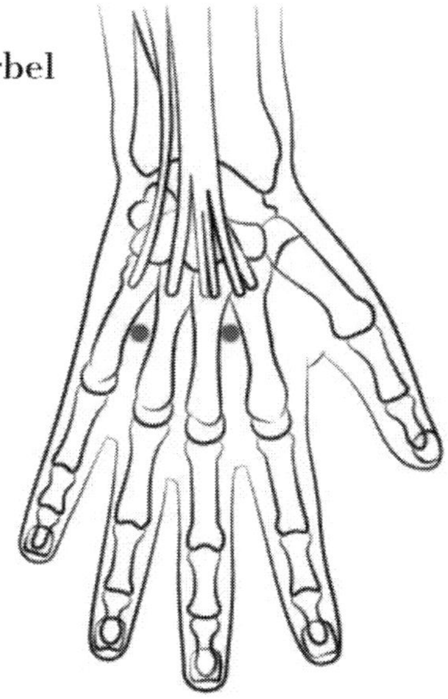

Yao Tong Xue – Lendenwirbel-Schmerz-Punkt
Auf der Oberseite der Hand, zwischen dem zweiten und dritten Handknochen und zwischen dem vierten und fünften Handknochen. Es gibt zwei Punkte auf jeder Hand.

Funktionen und allgemeine Verwendung
Wird bei Schmerzen im unteren Rückenbereich verwendet.

Yao Yan – Lendenwirbel-Augen
In der Vertiefung 3,5 cun lateral zum unteren Rand des Lendenwirbels 4.

Funktionen und allgemeine Verwendung
Wird verwendet zur Behandlung von Schmerzen im unteren Rückenbereich und zur Stärkung der Nieren.

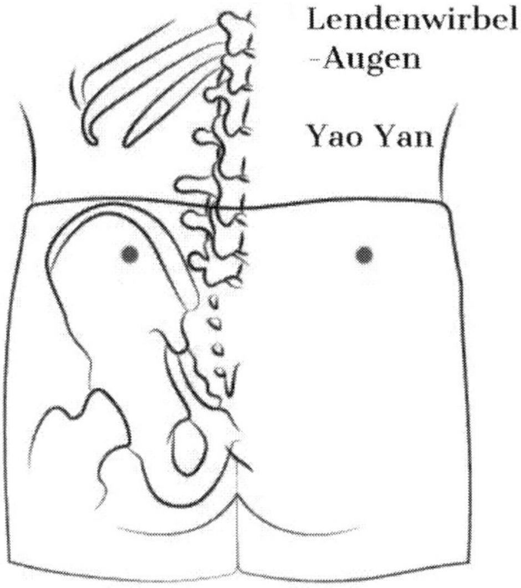

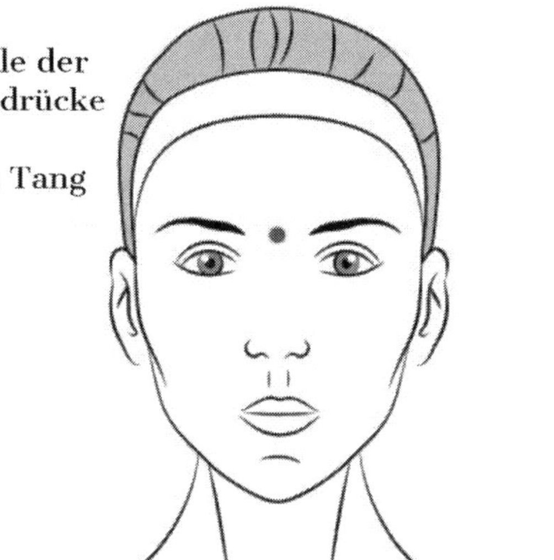

Yin Tang – Halle der Eindrücke, oder Geist-Pforte
Auf halbem Weg zwischen den medialen Enden der beiden Augenbrauen.

Funktionen und allgemeine Verwendung
Beruhigt den Geist, ist gut für die Nase, behandelt Schlaflosigkeit und Nasenverstopfung. Dieser Punkt ist sehr wirksam zur Behandlung von Schlaflosigkeit und sehr beruhigend.

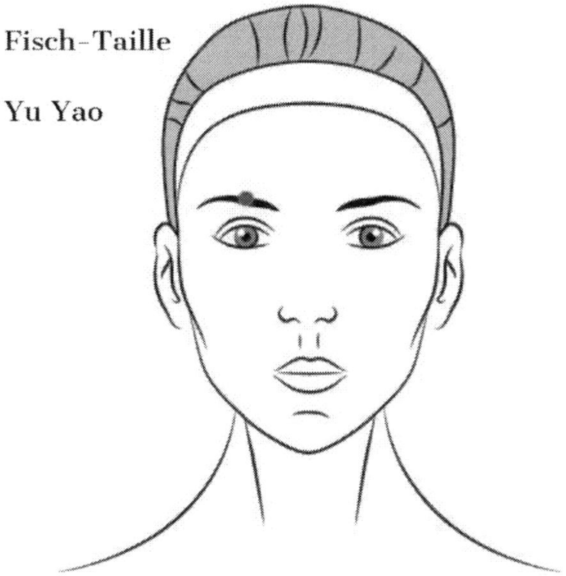

Yu Yao – Fisch-Taille
In der Mitte der Augenbraue.

Funktionen und allgemeine Verwendung
Wohltuend für die Augen. Es kann bei Augenschmerzen und hängenden Augenlidern verwendet werden. Akupunktur ist sehr effektiv, um die angespannten Muskeln im Gesicht zu entspannen, die Falten verursachen.

Uterus-Punkt

Zi Gong

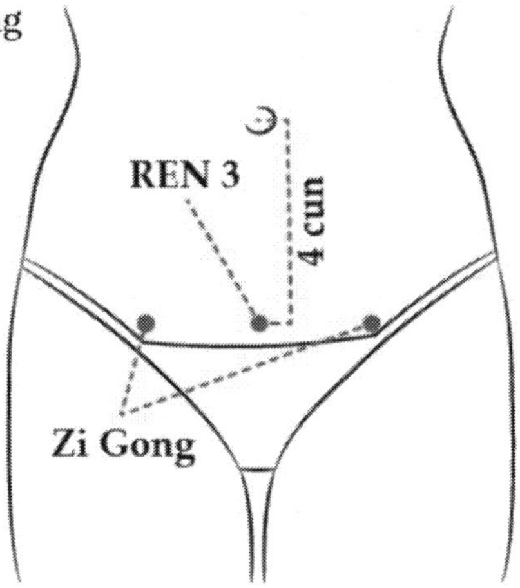

Zi Gong – Uterus-Punkt oder Palast des Kindes
Drei cun lateral zu Ren 3. Befindet sich 4 cun unterhalb des Bauchnabels und 1 cun oberhalb des Schambeins.

Funktionen und allgemeine Verwendung
Zi Gong reguliert die Menstruation. Es behandelt Gebärmuttervorfall, Unfruchtbarkeit und anormale Gebärmutterblutungen. Dieser Punkt wird häufig zur Behandlung der Unfruchtbarkeit verwendet. Es verbessert den Blutfluss im Becken, und es hat sich gezeigt, dass es in einigen Fällen sogar die Eileiter befreit.

Wie Akupunktur die Fruchtbarkeit verbessert

- Stellt den gesunden Blutfluss im Becken wieder her
- Verbessert die Nieren, so behandelt die chinesische Medizin hormonelle Ungleichgewichte
- Reguliert die Leber, die die Hormone reguliert
- Stellt die vollständige Gesundheit wieder her, die für eine gesunde Fruchtbarkeit notwendig ist

Akupunktur und chinesische Kräutermedizin sollten sowohl dem Mann als auch der Frau verabreicht werden. Akupunktur stellt die Gesundheit wieder her, es behandelt Unfruchtbarkeit nicht als eine separate Einheit. Es stellt die Gesundheit wieder her, so dass Ihr Körper normal funktionieren kann. Häufige Muster, die bei Unfruchtbarkeitspatienten beobachtet werden, sind:

- Leber-Qi-Stagnation
- Niere-Mangel
- Stagnation des Blutes

Neben der Verbesserung der Empfängnischancen kann die Akupunktur auch zur Verbesserung des Gesundheitszustands der Mutter während der Schwangerschaft eingesetzt werden. Wenn die Mutter während der Schwangerschaft akupunktiert wird, ist ihr Baby oft sehr ruhig. Die Akupunktur behandelt und beruhigt das Baby, wie sie auch die Mutter behandelt. Diese Babys werden *Akupunkturbabys* genannt. Es ist ein bekanntes Phänomen, dass *Akupunkturbabys* sehr ruhig sind und weniger weinen als andere Babys.

Quellen

Ich habe mehrere Quellen für die Bilder in diesem Buch verwendet. Ich habe aus mehreren Büchern Querverweise erstellt und die am häufigsten verwendeten Orte und Funktionen der einzelnen Punkte ausgewählt.

A Manual of Acupuncture von Peter Deadman, Mazin Al-Khafaji und Kevin Baker. Dies ist das Buch, mit dem Akupunktur-Punkte in der Schule gelernt werden.

Acupuncture Points Images and Functions von Arnie Lade. Dieses Buch hat nicht alle Punkte und es hat keine Punktbilder. Es ist eine sehr gute Referenz für eine breite Palette von Punkt-Funktionen.

Acupuncture A Comprehensive Text, Shanghai College of Traditional Medicine, von John O'Connor und Dan Bensky. Von den meisten Akupunkteuren wird dies einfach das „Shanghai-Buch“ genannt. Es ist ein Nachschlagewerk für viele Akupunktur-Studenten.

The Foundations of Chinese Medicine von Giovanni Maciocia. Dies ist der Text für Akupunktur-Studenten im ersten Jahr. Es erklärt die Diagnose der chinesischen Medizin und die Theorie der chinesischen Medizin.

The Practice of Chinese Medicine von Giovanni Maciocia. Dies ist das zweite Buch für Akupunktur-Studenten im zweiten Jahr. Dutzende von Krankheiten werden in Begriffen der chinesischen Medizin erklärt. Es erklärt, wie man Krankheiten diagnostiziert und behandelt, welche Akupunktur-Punkte zu verwenden sind und welche Kräuterrezepturen zu verwenden sind.

Stichwortverzeichnis

Auch von diesem Verlag

Dallas Designs Notizbücher, nur bei Amazon erhältlich. Dutzende von Designs. Tiere, Blumen und abstrakte Notizbuchdesigns. Drei verschiedene Größen.

Zu finden:
“Dallas Designs Neuschwanstein“ durchsuchen oder “Dallas Designs Penguins.“

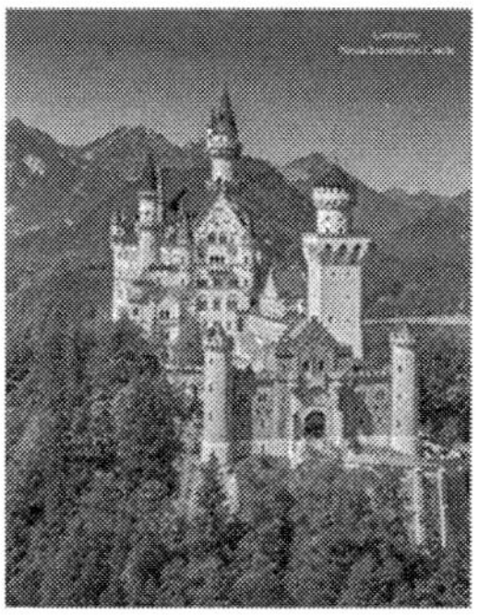
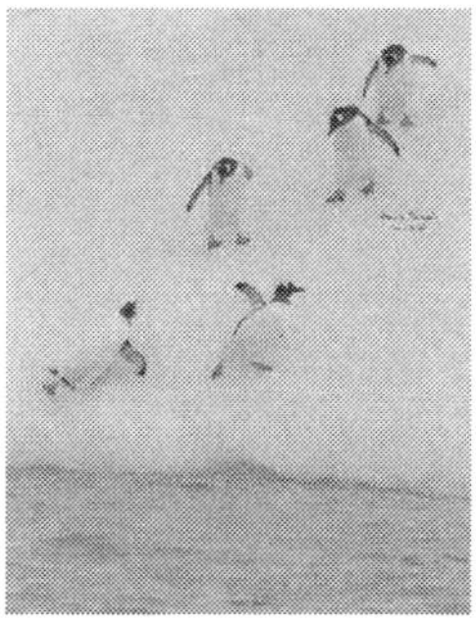
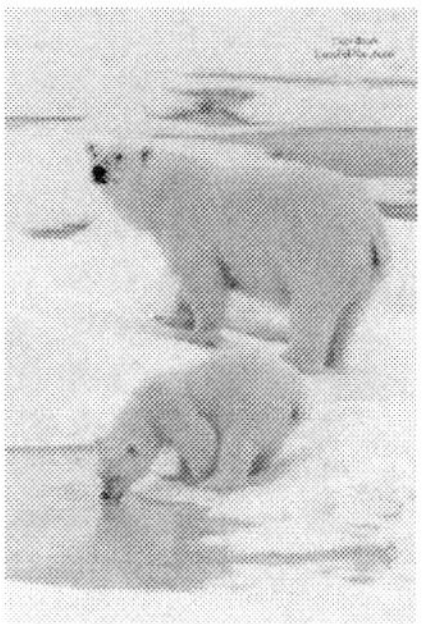
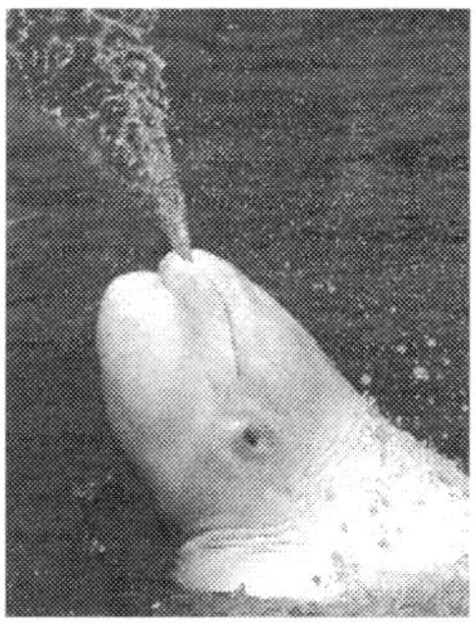
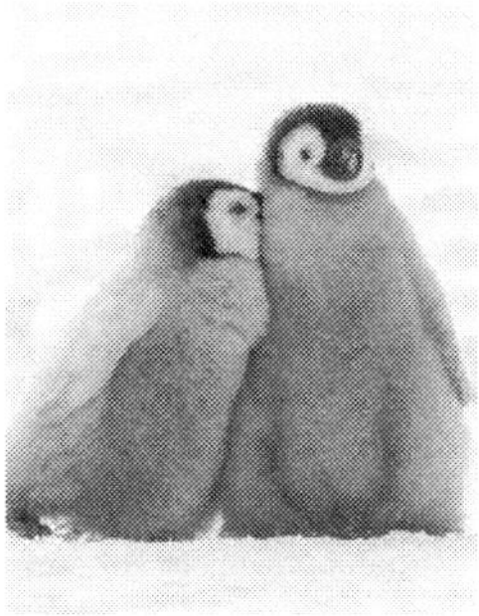
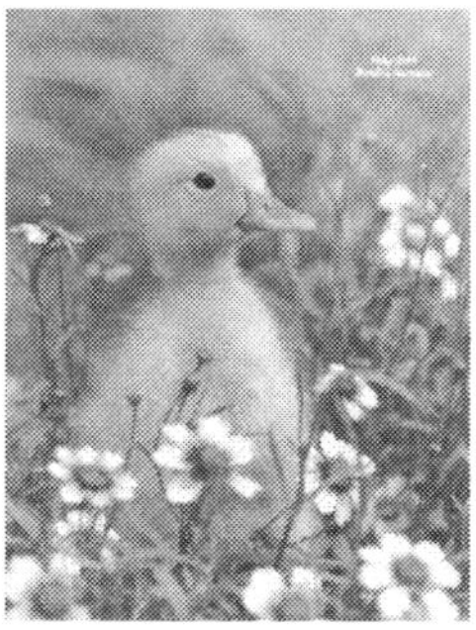
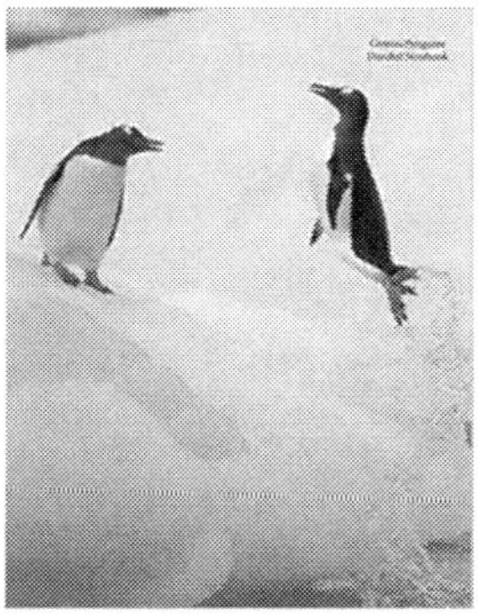
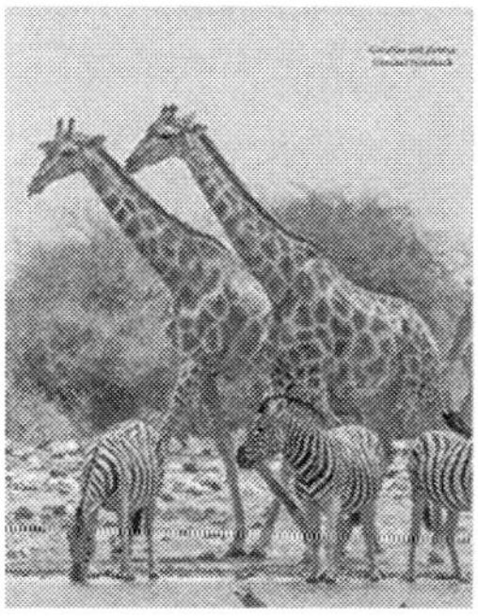
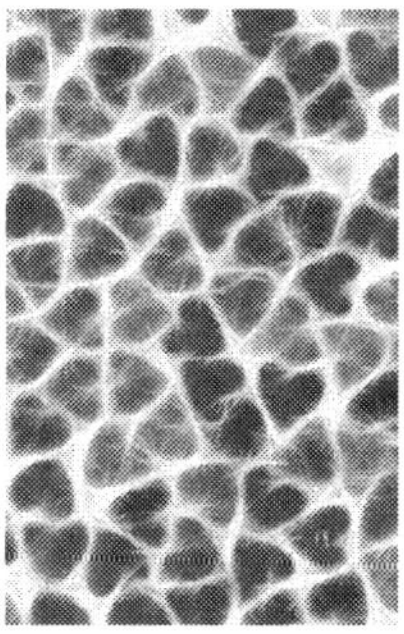

Über die Autorin

Deborah Bleecker ist lizenzierte Akupunkteurin und hat einen Master of Science-Abschluss in Orientalischer Medizin. Ein Abschluss in Orientalischer Medizin ist eine Kombination aus Akupunktur und chinesischer Kräutermedizin. Dabei handelt es sich um ein vollständiges System der Medizin, das seit Tausenden von Jahren angewandt wird.

Sie wurde 1994 bei der Arbeit verletzt und lebte mit chronischen Schmerzen, bis sie beschloss, dass sie ihre eigenen Antworten auf ihre Gesundheitsprobleme finden musste. Die Ärzte sagten ihr, dass ihre Schmerzen unheilbar seien, aber sie konnte sich mit Hilfe von Akupunktur und chinesischen Kräutern erholen.

Sie kann unter deborahbleecker@gmail.com erreicht werden. Sie spricht Deutsch.

Made in the USA
Monee, IL
10 November 2026

434c3876-8871-4959-84bf-6ae0a19be09eR01